中医师承学堂
一所没有围墙的大学

同有三和书系

三和书院医道传承

同有三和 主编

全国百佳图书出版单位
中国中医药出版社
·北京·

图书在版编目（CIP）数据

三和书院医道传承 / 同有三和主编 . —北京：
中国中医药出版社，2023.6
（中医师承学堂）
ISBN 978-7-5132-7909-3

Ⅰ . ①三… Ⅱ . ①同… Ⅲ . ①中国医药学 Ⅳ .
① R2

中国版本图书馆 CIP 数据核字（2022）第 214420 号

中国中医药出版社出版

北京经济技术开发区科创十三街 31 号院二区 8 号楼
邮政编码　100176
传真　010-64405721
天津图文方嘉印刷有限公司印刷
各地新华书店经销

开本 787×1092　1/16　印张 17　字数 296 千字
2023 年 6 月第 1 版　2023 年 6 月第 1 次印刷
书号　ISBN 978 – 7 – 5132 – 7909 – 3

定价 99.00 元
网址　www.cptcm.com

服 务 热 线　010-64405510
购 书 热 线　010-89535836
维 权 打 假　010-64405753

微信服务号　**zgzyycbs**
微商城网址　**https://kdt.im/LIdUGr**
官 方 微 博　**http://e.weibo.com/cptcm**
天猫旗舰店网址　**https://zgzyycbs.tmall.com**

如有印装质量问题请与本社出版部联系（010-64405510）

《三和书院医道传承》编委会

主编：同有三和

编委：三和书院医道传承出版专项工作组

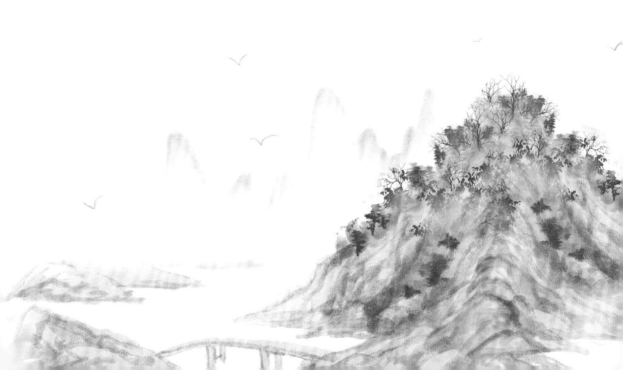

前　言

孔子在《论语》中感叹"修德讲学"之难，在《易传》中又有提倡"朋友讲习"之论，至于后世遂有书院的规范，以为传道于斯民之用。而医道传承至于今日，正如刘力红老师在《致诸同仁的一封公开信》中所言："中医的问题千头万绪，但归根到底还是人才的问题，而人才当然就要归结到教育上。"如何在现有的学历教育之外，熔古铸今，斟酌损益，探索出一条灵活而有依据的医道传承之路，是我们这些年努力的方向。

三和书院医道传承项目作为同有三和中医药发展基金会最重要的公益项目，以"为生民立性命，为往圣继绝学"为宗旨，正式启动于2015年12月9日，至今已经连续举办四届同有班和三届三和班，培养国内外学子2600余名。其中同有班一般为期一年，侧重于医道，重点围绕中国文化及中医进行讲授和践行，培育学子的"为人之道，为学之方"；三和班自第三届以后不设具体期限，是在同有班基础上的进一步深化和持续学习，道术兼具，将围绕不同的门类、法脉或者书院其他项目设立进阶式和持续性的学习平台，为学子提供更为广阔的传承机缘。目前第五届同有班和第四届三和班正值招生筹备之期，而作为三和书院第三阶段的尝试，首届经典中医临床分院学子也将进入临床实习阶段。

作为三和书院的亲历者，深切感受到未来尚任重道远，但医道传承的轨范已经晨曦微露了，其缘由大概有四。

其一，医道兼修。从三医和合（上医以德治国，中医以礼齐人，下医以刑治病）的角度，"医"为全医，"道"是道统，是中医和中国文化的道统。书院立足于此，倡导医为通业，每个人都是自己健康的第一责任人，透过日常课业开展中医和中国文化通识教育，让学子切身感受到中医及中国文化之美，从更根本的层面参究中医，培育学子担当的精

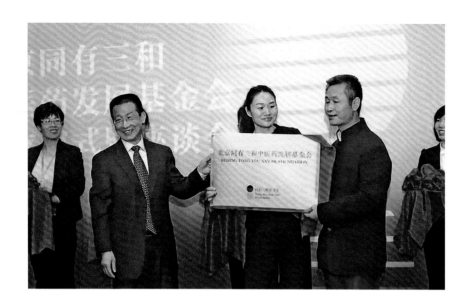

神。同时道术兼修，引入仲景钦安卢氏医学、圣洁正脊按跷、五行针灸、黄帝内针、中药、内经导引等诸多门类的研习。

其二，教学相长。采取传统书院提点启发、相互问学的教学方法，以书院的大课为核心，诸位师长基于书院教育的根本精神——"为人之道，为学之方"进行讲授和分享，融通理事，授人以渔。而学子则自行组织课业互评、兴趣小组、班级讲会或者游学活动，师友间相互切磋，共学共进。

其三，传承并作。传承本身就是两个"端口"的事情，既需要具格的传者，亦即师长，又要有优秀的承者，亦即学子，而承者的指向就是传者。随着对医道传承的理解和领悟不断加深，书院也在不断地优化这两个"端口"的容量，加强其"链接"，以便使传者和承者都能在有序的传承过程中悄然发酵，从而迸发出更大的力量和火花。

其四，终生学习。传承本身是持续的，无有间断的，因此医道传承的学习应该也是终生的，从同有班到三和班，再到分院的建设，除了理法方药（针）的渐次贯通之外，还有终生学习的意思。

虽然我们已经满怀热情，竭尽所能，但对于医道传承这件大事来说，这六年多的时间还属于草创阶段，我们仍然在路上。令人欣喜的是我们已经遇见了诸多同行的人，并且越来越发现这件事的未来意义，尤其是新冠疫情暴发以来，在直面生命与健康这个课题时，中医和中国文化让我们更加坚定了信心和勇气。因此回顾书院的这段历史，我们不得不真诚地感谢传承医道的古圣先贤，感谢诸位师长的关心指引和诸位学子的士子担当。

曾子曰："君子以文会友，以友辅仁。"而书院师友讲学的因缘亦不可无记，在历届同仁和四届师生的大力支持下终于成熟，名曰《三和书院医道传承》。前文所述医道传承的轨范和我们的探索基本都体现在这本书中了，期待大家透过此书了解三和书院，助力医道传承！

值得一提的是，中国中医药出版社刘观涛老师和书院一届学子宋雨辉女士，高等教育出版社李树龙老师，以及众多志愿者们，正是在他们的大力支持下，此书才能这么快问世，在此一并致谢。

三和书院医道传承项目工作组

2023 年 2 月 1 日

序1 十年风雨路 不曾忘初心

本文为2021年11月刘力红老师特为同有三和十周年庆撰文。

2011年12月8日，我们在广西南宁市桃源饭店二号楼正式迈出了同有三和的第一步。如今，在诸位领导、师长及善东们的关照和支持下，通过各位同仁的努力和坚守，我们走过了同有三和的第一个十年。十年的历程，我们经受了磨砺，收获了成长，不少同仁更是感慨地说：我们把青春献给了三和！

还记得2007年12月的一天，时任卫生部副部长、国家中医药管理局局长的王国强先生携苏钢强司长视察经研所（即广西中医药大学经典中医临床研究所，下同）时问道："力红，你现在心中最想做的事情是什么？"我不假思索地答道："中医的问题千头万绪，但归根到底还是人才问题。"也许中医的人才培养便是我们一群三和人心中的大事。

1983年7月，我以优异的成绩在广西中医学院（2012年更名为广西中医药大学）毕业并留校任教。也就在同一个月里，我有幸与第一位师父李阳波先生相遇，并成为他的弟子。在跟随阳波师的数个年头里，我深深感受到，一个中医人要想在当代立起来，并尽可能地走得长远，除了中医的理论知识及临床技能外，对中国文化的见地、理想信念及开阔而不拘一格的做学问的方法，也是不可或缺的。这一时期，我尤其感受到从传承学问的角度看，能教（师）和所教（学人）都是同等的珍贵和重要。既然遇到了这么难得的老师，如何在自己学好的同时，让更多的人也能够受益，这个心愿已然深深地植埋在了心底。

1992年博士毕业后的十年里，我沉潜于中医及人生的思考探索，而在这期间，学校给予了我所需要的最重要支持。

2005年10月，也是在学校领导的大力支持下，经研所成立，植埋在心底的上述心愿得以在经研所落地实施。对于中医人来说，这是特别难忘的一段岁月，我及我所带领的研究生团队除了深获诸多良师教授，还享受到前所未有的学术自由及学术空间。正是在这样的环境里，我们得到了成长，为今后三和的起步做了重要的铺垫。

2009年4月，我们特别荣幸地邀请到了杨海鹰老师南下为我们这群心中蕴有大事的人传道解惑。在送师返程的路上，杨师说："刘老师你应该搭建一个平台，把你们思考的结果与社会分享，以便效法。"也就是杨师的这番话促成了三和的启航！

回顾过去的十年，从经典课程到三和书院医道传承，从办医馆到教育公司，从三和公益行到三和论坛，从读书会到校友会，这一切的一切似乎都在围绕着这件大事。正如孔子所说："人能弘道，非道弘人。"中医之道经历了百年的困顿、磨难与探索，而时代对于中医之道的呼唤却日益高涨。如何承继好往圣所传的中医道统，以使中医能为这个时代乃至更为久远的生民营造性命的福祉，这既是同有三和认定的使命，亦日益成为越来越多三和人的起心动念。

为生民立性命，为往圣继绝学，当我们深刻意识到我们以自身的微薄之力及十分有限的学养却认领了这样一件大事时，心中既有惶恐，但更倍感领导、师长及诸多善东关照支持的弥足珍贵和力量。十年的经历告诉我们，我们是一群幸运的人，虽然我们能力和学养都很有限，但我们未曾忘却初心，未曾辜负这份弥足珍贵的关照！我们将继续在这份关照下，努力提升学养和能力，在三和的下一个十年里，交出让大家更满意的答卷。

刘力红

辛丑冬月于南宁

序 2　略谈三和书院的三点经验

本文为 2021 年 10 月 16 日刘力红老师在首届中医书院发展论坛上"如何落实中医书院的宗旨——医道传承"的主题发言整理稿。

各位前辈、同道：

大家下午好！我非常荣幸，受到傅（延龄）老师、薛（钜夫）老师的邀请参加本次论坛。通过今天一整天的学习，我感到收获很多，同时，更重要的是看到了我们三和书院的差距以及进步的空间。

三和书院是北京同有三和中医药发展基金会发起的，是我们规模最大的一个公益项目，也是资金投入最大的一个项目。迄今三和书院已经运行五年多。今天因为时间原因，我不能详细地向大家介绍，只能大体地讲一个纲要。

1. "感触很深"

通过上下午的听讲，我感触很深。由金方书院承办的本次中医书院发展论坛，这个形式非常好。单就论坛本身所提出来的这些东西，我觉得都值得去深化、讨论和跟进。上午像我们陈（可冀）老、楼（宇烈）老，他们那么高龄，都来到了现场。

楼老所讲的书院精神确确实实值得我们去品味，去实践。（大概）今天时间有限，楼老没有展开。就书院的精神，我知道他实际上另外有一个比较长的演讲，大家可以去找一找。书院的精神，主要就是"为人之道，为学之方"，我们三和书院教学也是按照这样的路子一直在探索。

　　各位嘉宾的发言对我都深有启发，尤其是我们金方书院，那么长的历史，根植于华北国医学院，那么多名家、丰富的底蕴，我觉得确确实实有很多东西是值得我们去学习的，我们三和书院也要努力地跟上。

　　再比如大医精诚与市场经济该如何平衡，我的感受是，古代的医疗保险不是由保险公司承担，而是"良医负责制"。就像我的一位师父，他们家就是这样，"千家看病，一人付钱"，有钱的重取，没有钱的施医施药。所以说，在古代医疗保险是"良医负责制"。我觉得这是非常好的一个机制。

　　刚才有位老师谈到协和的故事，医疗在面对平民和高端人群不同收费的案例，也是非常好的。另外他提出很重要的一个问题就是中医是文化，我们不要把中医降维。实际上中医的特质就是文化，我的一位老师曾经说，（中医）实际上是中华文明的载体。

2. 谈全民健康和医为通业

　　前面有嘉宾老师提到了"健康中国"战略，这些年我们三和书院对中医做了一些很深入的思考，就是说我们究竟给中医一个什么样的定位，如何能够在"全民健康""健康中国"的建设中发挥它应有的作用。

　　中医，实际上古人已经说过了，我们现代人可能说得更朴实一些，我们认为中医不是一门专业，如果是一门专业，比如医学专业，那就只有专业人士才能学，是吧？

　　中医不是专业是什么呢？它是通业。刚刚《光明日报》的苟（天林）老引用了孙思邈《备急千金要方》中的话，实际上我们（同有三和）也是经常引用，就是要家家自学，人人知晓，每个家庭都要学中医，每个人都要明白和通晓中医。

　　那么这个东西是什么呢？如果是专业那就肯定不行，专业不可能家家自学，不可能人人自晓，只能是通业。所以我们把中医定义为是一门通业，那么通业的性质就是所有的人都要学。

　　（作为）我们从医的人，特别清楚怎么样才能实现全民健康，对吧？

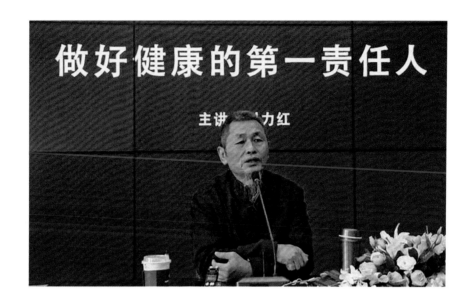

（想要）实现全民健康，如果我们不改变思路的话，我们靠盖医院，靠发展医学，靠这样的路子，我们很难实现全民健康，建设"健康中国"的目标很难达成。

那唯有全民皆医，就有可能实现全民健康。全民皆医的"医"看来肯定不是西医，因为西医确实是专业性太强，那么只有（依靠）中医。

把中医定义为通业，我们三和书院在认识上也是逐步形成的。我先介绍一下，因为三和书院是公益项目，所以我们的招生录取是很严格的，学员要通过"三笔一面"，即三次笔试，第一笔过了才可以考第二笔，第二笔过了再考第三笔，三笔全考过了还有面试，只有面试通过了才能被录取。

因此，三和书院第一届的时候我们只招收执业医师，或者是在校的医学生，就是说将来有资格考执业医师的人，基本上锁定在这个范围。但是随着我们对"医"的认识的改变，对医为通业的这样一个概念真正的建立，从第二届开始，我们就开始招收非执业医学员，那么第三届、第四届也是如此，即将面临第五届招生了。现在非执业医的学生比例已经占到了一半。

我们知道，医生尤其是中医，光靠中医大夫，要想把中医（发展得）怎么怎么样，是很难的，所以必须是面向社会全体。

3. 谈书院的精神

儒家文化是中华文化的主要代表之一。孔子非常了不起，所以中华文化能够在相当长时间内一直延续下来。中国汉代以后独尊儒术。我们现在的认知是书院始于唐代，经过五代（十国）到了宋。在唐代的时候书院基本上还是读书的地方，还没有真正地体现书院的精神。

到了宋之后，随着官学的衰落，文化的道统开始衰微。当时的有识之士就在思考怎么去拯救，怎么去继承我们文化的道统、中华的文脉、中华的慧命，也就是张载所讲的"为天地立心，为生民立命，为往圣继绝学，为万世开太平"。所以这些有识之士，他们就起来荷担中华文化的家业。一定要继绝振衰，要把中华文化的道统传承下去，通过什么形式实现呢？就是书院。

所以说，书院是在继承中华文化的道统方面，至少从宋到明、清，发挥了不可替代的，甚至是决定性的作用。

那么，这次我们对书院的认识可能要提到很重要的一个位置，书院究竟跟普通的教育有什么区别，它既没有学历，又不是过去的科举考试，但是这样一个内核，如果我们抓住了，那么我们就能够认识到办书院的宗旨和书院的使命究竟是什么。

如果是这样一个思路，那么我们就知道办书院我们可以干些什么。这是我们一个很重要的认识，就是说书院究竟是干什么的，跟其他教育有什么不一样，我们在沿袭古代书院的精神，这个我们一定要弄清楚。

4."传承中医的道统"

至于中医书院，可以说是近现代的事情。我们可以认为侣山堂是一个个案，基本上书院还是儒家等传统文化方面的更多。

为什么到了近现代我们兴起办书院？为什么我们现在大学都在搞书院？实际上大学本身就已经很好了，比如在座的演讲嘉宾，既有硕士又有博士。办书院干嘛？这是我们要思考的，我们换一种形式或者是怎么样，我觉得都不足以说明这个书院的意义。

实际上，是我们意识到了现在的中医教育可能在某些方面需要助力和补益。如果传承中医道统，我们（三和书院）把它称作医道传承，我们一届一届的毕业生，学了很多知识，也拿到了学位，考了执业医师证，但是问他什么是医道，中医的道统是什么，中医的核心是什么，中国文化的核心是什么，可能不一定能够回答得出来，可能更不一定有很深切的感受。对于中国文化，我们没有感受是不行的，你光说不行，比如当医生，你不会治病是不行的。

所以这一点我们认识之后，那么对三和书院来说，我们的使命究竟是什么，那我们提出来的是：为生民立性命，为往圣继绝学。实际上就是传承医道，要传承中医的道统，这是书院的使命。

我们三和书院的"三笔一面"就是围绕着这样一个使命而展开的。我们认为书院绝对不是一个培训机构，它跟大学也不一样，尤其是作为公益机构，我们不收费，但是有要求，我们没有物质上的要求，但是一定要有精神上的要求，就是士子的担当、士子的精神，你必须愿意为这个医道传承做奉献。因此，我们的考试是围绕这个来考，反反复复地考察，至少其中两次笔试和一次面试，很重要，也就是说看我们观念是否一致，一致就过关，不一致，那只好说对不起。

5. "信而好古"

我们怎么样影响这些学人，能够朝这个方向去迈进，能够身心都有变化，如果没有变化，一切都谈不上。很重要的一点，就是如何树立信心。

我们在座的多少都学习过西医，为什么西医没有这个问题，因为我们都是在现代科技的熏陶下成长起来的，我们的认识里面基本上都是现代科学的东西，现代文明就是越先进越好。中医是古代的东西，古典的东西，像楼老一再强调经典，讲"温故而知新"，对古代的这个信实际上大家是很难打开的。

怎么样去建立信心？我们回顾孔子的一生，他"述而不作，信而好古"，实际上他凭借着这八个字，就开创了中华文明的万世基业，可以这样说，使中华文明传承不辍到今天，所以我们称他为"大成至圣先师"。

我觉得"信而好古"这四个字是值得我们去深深体会的，为什么说

"信而好古"呢？我们要想传承，没有信心肯定好不了古。好也是假好，不是真好，最后得不到真实受用。

那么，怎么样去建立这个信？

我们的经验是，一个是从感性的层面去建立，比如金方书院有一个很好的经验——跟师。就像薛院长所讲的施老先生的故事，看那么大的病，说就一诊，没必要再复诊了，因此，你不信是不可能的。这个方面深受感触了，通过感性的层面去激发信心。还有一个就是理性，中国文化讲理事不二——事，就是感性的层面；理，就是理性的层面。

那么怎么样从理性的层面去说服自己"中国文化太美了"，理性的方面就要通过经典，通过前人的这些经验、思维，但是最终我们要信得牢固，必须感性和理性两样都要具备，我们三和书院的经验，就是选择一些很优秀的法脉。

比如钦安卢氏医学，它理上很简明，很深邃，用上确确实实不可思议。用上后，很多疾病，不单是普通的疾病，很多大症难症，甚至很多西医认为不可能逆转的，比如先天性疾病，只要给师父时间，最后慢慢就纠正过来了。就这些人和事上你亲眼见了，那个白纸黑字就是这样的，不但中医（辨证上病情）转变了，西医那些（检验）数据也转变，理上又是这样通达，你不可能不信。

我们还通过让学生更早接触到黄帝内针、五行针灸等类似这样的法脉，他们的信心就容易生起了，这是第二个经验。

6."道术兼得"

记得我有一次去拜访朱良春老先生，他说"道无术不显，术无道不远"。所以我们不能光谈文化，中医要能治病，你不能治病，即便你的道行很深但也没办法显现；术无道不远，你技术再好也走不远，都会昙花一现。

以此为借鉴，我们把三和书院分为两个阶段。我们基金会的全称是"北京同有三和中医药发展基金会"，所以第一个阶段叫"同有班"，就是通过"三笔一面"我们收进来一位学人，首先就读同有班，学习时间是一年到一年半，大概有 10 次主干课程，还有辅助课程和嘉宾分享，等等。

那么第一个阶段围绕着什么学呢？主要是"道"的层面。中国文化究竟是什么，中国文化讲的究竟是什么，中国文化的道统究竟是什么，中医的道统是什么？我们怎么具足士子的担当，也就是说我们能不能够在这个过程中树立这样一个见地，能不能在这个过程中初步变化一下气质，从而对中国文化和中医建立起信心？更重要的是，作为中医人，尤其在今天这样一个时代，我们是否应该有使命，有责任？而当我们有了这份使命和责任之后，我们再往下走，那就不一样了，就会有质的差别。

第二个阶段我们叫"三和班"，就是以"术"为主导。我们就是有不同的法脉，请不同的导师来熏陶和带领，比如针、药、手法等，就是中医的五术。随着我们的因缘法脉慢慢在丰富，这样学人学有所用，在施展后，能够更大地增益自己的信心。

现在我们又有改变，三和班可能要实行终身制了。通过同有班、三和班这两个阶段，我们就向三和书院的宗旨——医道传承——一步步地靠近。今天时间有限，我向大家汇报到此，非常感谢。

编写说明

三和书院医道传承项目自 2015 年 12 月 9 日正式启动以来，围绕医道传承这条主线进行了很多有益的探索和实践。本书试图从多个视角对这些探索和实践进行概要式的反馈，虽不免挂一漏万，但作为第一辑，应该可以为未来更系统地总结和完善奠定一些基础。

本书的内容设置主要分为七个部分。

第一部分为"三和医道，同有传承"，除了回顾三和书院的初心和使命，从宏观上也会对书院学术的概况和这些年取得的工作成果向读者做一些介绍。

第二部分为"传道授业，大课回放"，选择前四届同有班和前三届大课中的精彩片段，以视频和图文的形式呈现出来。

第三部分为"温故知新，作业品鉴"，展示部分四届同有班学子的大课作业以及五届同有班学子招生考试中的精彩答卷。

第四部分为"学而时习，医道践行"，展示部分四届同有班学子的践行体会和日常打卡心得。

三和书院中的道与术、教与学由以上四部分可见一斑。

第五部分为"班级风采，士子担当"，主要呈现四届同有班各个班级的活动和风貌。

第六部分为"班辅札记,一路同行",展示部分四届同有班班主任、辅导员和学习顾问团队的札记感言,借以展现三和书院"以文会友,以友辅仁"的组学形式。

第七部分为"三和聚沙,同有未来",为四届同有班全体学子的毕业感言。

作为四届同有班学子毕业的献礼之作,本书也是用集体的力量,对在前几届同有班和三和班基础上逐渐打磨完善的三和书院医道传承模式进行的一次总结反馈,也借此机会,致敬和感谢所有为医道传承付出努力和艰辛的师长同仁!医道传承,我们一路同行!

三和书院医道传承项目工作组

2022 年 10 月 24 日

目　录

第四章 学而时习 医道践行

第一章

三和医道 同有传承

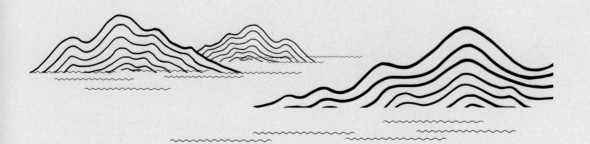

一、书院缘起

医（中医）是中国文化里面很特别的一个科目，其特别之处在于它的崇高与卑微。崇高者，以大道言之，如清代名医喻昌所言："医之为道大矣，医之为任重矣。"卑微者，医不过中九流也。而其最特别者，是有人甚至将中国的文化视为医的文化，对此，我们深以为然。至少，从这样一个角度来审视、思考、学习、研究中国文化，尤其是中国文化的三大家儒、释、道，会具有更独特而甚深的视野。为此，我们将儒、释、道、医作为中国文化之大统，便就顺理成章！而为医者，需荷担中国文化家业，亦更责无旁贷了！其实，这就是我们内心深处的大医精诚！亦就是从上述这个角度出发，"中正平和"似乎是我们至今能够找到的可以精练准确描绘医之精义的最合适的字眼，当然，这也是我们深入中国文化的门径。因为医的关系，在记录中国文化的上万个文字里，我们发现了另一个更特别的字眼，那就是"矢"！"矢"是耐人寻味的！

"矢"作为箭而引申出的射，在《礼记》被称为"仁之道"，并由此开启出"中正平和"！无独有偶，诞生于西方的现代医学将位于人体前正中的线称为"矢状线"。矢乎！渊兮，湛兮，吾未知何称？中正平和而已！由此我们可以照见生命的实相，由此我们可以照见文化的实相。当我们沿此路径去看另一个字——"疾"时，对于生命因何而有问题，不禁会心一笑！而当我们回首再来看看文章开首的"医"时，诸多疑虑便在这个当下倾然冰释了！奇哉！妙哉！文以载道！信乎！由于内心透出的这份光明，更由于诸师的引领，我们得到了北京市科学技术协会及民政部门的充分肯定，一个更为宽广的平台——北京同有三和中医药发展基金会，于2014年12月26日获批成立。这是一个特别的日子，1893年的这一天，一个承载着历史使命的生命来到了这个世界，带来了随后一百年的中国乃至世界历史的翻天覆地的变化。121年后的这一天，又一个肩负文化历史使命的"生命"诞生于这个世界！它将对世界文化发挥出什么样的作用？我们拭目以待！

基金会的成立，为我们翻开了新的历史篇章，也使我们有机会去思考什么是真正的"公益"？公与私，益与害，是完全相反的方向。以通俗的角度言，起心动念乃至行为一是皆以大众为本者是为公；反之，一是皆以个人（自我）为本者是为私。而为公的结果必获利益，为私的结果必致损害！我们选择利益抑或选择损害？这是每个生命都无法回避的！为此，为了使更多的人认清生命的方向，从而实现生命利益的最大化，亦成为我们此生的唯一选择！我们为自己能有幸踏入基金会，从事真正的公益事业而满心欢喜！而满怀感恩！

中医的问题千头万绪，但归根到底还是人才的问题，而人才当然就要归结到教育上。中医教育近几十年基本走了西医的路，累积的东西太多太多，这一方面大家都有共历和共识。但是在体制内，教育的问题即便意识到了，要想改变，亦谈何容易！为此，我们能否在学历教育外，另辟蹊径地探索一条灵活而有依据的医道传承之路？以此羽翼或补充体制内的中医教育，这是我们最基本的起心动念。

《论语·泰伯》有曾子的一段话："士不可以不弘毅，任重而道远。仁以为己任，不亦重乎！死而后已，不亦远乎！"我们认为，时处当下，欲继弘中医的道统，非有士子的精神不可！故而医道传承项目的开启，与其言是为现代中医教育补漏，毋宁说是士子的荟萃与交心！医道传承，"医"是全医，是"三医和合"（上医以德治国，中医以礼齐人，下医以刑治病）之医，"道"是道统，是中医和中国文化的道统。项目立足于此，倡导"医为通业"，每个人都是自己健康的责任主体。

孔子在《论语·卫灵公》中殷切嘱咐："人能弘道，非道弘人。"当下的世界，当下的中国，多么期待有荷担中医家业、有传承文化道统大愿的士子！正在我们翘首以待之际，我们欣然发现：和君就有这样的一群士子！有朋自远方来，不亦乐乎！不亦乐乎！由于和君的鼎力相助，更因为和君商学院的宝贵经验，"三和书院"的念想得以落地成真。我们将秉承书院的精神，与诸有缘，与诸同仁，共同荷担中国文化的家业，共同实现士子的愿行！

三和书院医道传承项目拟设两个阶段，为期一年的第一阶段——同有班，主要让参与者有机会涵泳中国文化的精神，体味中医的道统，从更根本的层面参究中医，以此培育担当的人格、士子的精神。完成第一阶段学习，并经历若干考核而获通过者，则可进入第二阶段——三和班。第二阶段自第三届以后将设置为终身学习通道，除继续深化第一阶段科目，更侧重于医术的学习训练。此一阶段将由不同门类或法脉的导师负责教习，但基金会的学术和专业委员会将是一个开放的平台，我们将努力不断寻求认同基金会及三和书院理念的真正意义上的师资，从而尽力保证让真正的能者执教于斯！

今天的书院虽然不在山林，更没有古色的墙院。但为人之道，为学之方，将是我们不变的方向！同有三和蕴含着我们的志向，蕴含着我们的理想，更蕴含着我们对中国文化、对中医及生命的展望！同有来自《周易》的两个卦象——天火同人、火天大有，同有亦共同拥有之谓，生命共同拥有可谓之生命的共同体，而由此共同体流淌出的是智慧、光明和良善！孔子于《周易·系辞》说："易之为书也，广大悉备，有天道焉，有人道焉，有地道焉。"即此三才之道是我们所称"三和"的由来，而与之对应的性、心、身，则表征着生命的三大元素。基金会将沿着上述路线，以三和书院为主旨，在尽力开展人才发掘与培育的同时，推动中医学术研究及中医药文化的传播普及，以期立性命于生民，继绝学于往圣！

——刘力红（北京同有三和中医药发展基金会理事长）

编者按：以上文字编选自刘力红《北京同有三和中医药发展基金会及三和书院创立缘起》《致诸同仁的一封信》《三和书院医道传承项目第五届同有班招生简章》等文章。

二、书院导师及相关出版物辑录

1. 仲景钦安卢氏医学

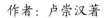

★ 《扶阳讲记》

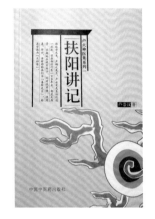

作者：卢崇汉著

出版社：中国中医药出版社

出版时间：2006 年 7 月

《扶阳讲记》是"卢火神医集系列"的开篇之作，主要通过学术讲座、师徒对话等形式呈现扶阳学派的传承脉络、核心思想、临床理路和运用。正如刘力红老师在序言中所言："向大家推荐这部《扶阳讲记》，于医而言，卢师是真正的师者！虽因缘所限，不可能人人亲炙，但若能细寻此中义理，其于师愿亦不远矣。"

★ 《卢氏药物配合阐述》《卢氏临证实验录》

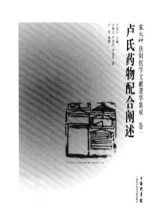

作者：卢崇汉主编，卢铸之、卢永定、卢崇汉著，卢玮整理

出版社：上海科学技术文献出版社

出版时间：2012 年 11 月

本书为《卢火神扶阳医学文献菁华集成》中的前两卷，前者是卢氏三代结合自身百余年丰富的临证实践经验，对所使用的《神农本草经》和其他《本草》中的一百八十余味药物之药性、功能的认识做了进一步阐述，尤其解释阐述了每种药物与其他多种药物配伍、相合之后的临证效用。后者是集数年之功，将卢氏三代临证秘要加以整理而成的，所录

医案仅是卢氏三代一百余年每次临证时所撰《日诊录》中的一部分，每个医案皆以扶阳为旨归，对病人所患疾病的病理认识用中医思维进行了深刻的剖析；对所用之姜、桂、附等辛温扶阳药物在恢复气机运行中所发挥的作用进行了精妙的阐释。

★ 《扶阳论坛》1—7

作者：卢崇汉主编，刘力红、孙永章执行主编
出版社：中国中医药出版社
出版时间：2008 年 8 月—2021 年 1 月

扶阳学派，为中医教育和传承开辟了一条新路，通过"系列图书 - 年度论坛"的开放方式，让成千上万名医界读者直接受益。2008—2021年出版的《扶阳论坛》1—7 为系列丛书，本套丛书为扶阳论坛的录音资料转录整编，复经论坛主讲专家进行斟酌补益后组稿而成。具有"完全现场实录"的鲜明特色，让未参会的广大中医同仁、中医爱好者也能够感受完整、真实的"实录现场"。

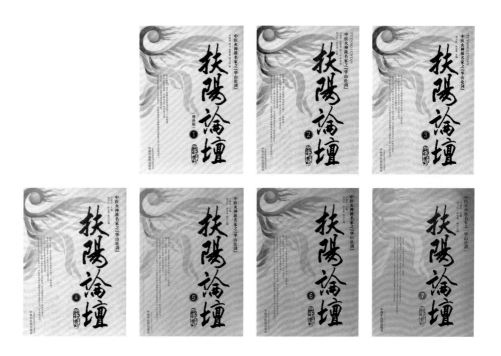

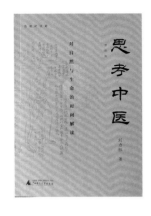

★ 《思考中医：对自然与生命的时间解读》（第四版）

作者：刘力红著

出版社：广西师范大学出版社

出版时间：2003年6月第一版，2018年8月第四版

《思考中医》又名《伤寒论导论》，按照天人合一的观念，从阴阳、伤寒的角度，结合自然的季节、时辰来研究人的疾病与健康，分析了太阳病、阳明病、少阳病、太阴病、少阴病、厥阴病六类病证及诊治纲要，是一部依托《伤寒论》但又不局限于《伤寒论》，从更广阔的视角思考中医和中国文化的著作。本书竭力避免深奥晦涩，将学术性与大众化相结合，既是中医专业书，也是有益于大众的优秀传统文化读物。

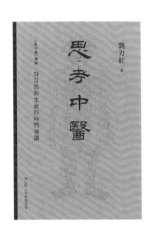

★ 《思考中医》（繁体版）

作者：刘力红著

出版社：香港中文大学出版社

出版时间：2019年1月

《思考中医》繁体版2004年由台湾积木文化出版，2012年再版，2019年又在香港中文大学出版社推出新版，被港台读者誉为"中医同好都大力推荐""所有学中医的人都必读的好书"。

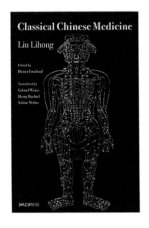

★ 《思考中医》（英文版）

作者：刘力红著，付海呐等译

出版社：香港中文大学出版社

出版时间：2019年4月

《思考中医》英文版由香港中文大学出版社2019年出版后，即将第3次印刷，销往全球超过二十个国家和地区，包括美、英、澳、奥地利、捷克、以色列、智利、瑞士、巴西等国，亦有西班牙译者主动联络

翻译西文版。英文版上市后，在美国亚马逊网站 Chinese Literature 排行榜上列第 52 位（五星好评），不仅在读者中已有口碑流传（读者评价"中医社群里许多热心的同好都推荐此书""最爱的一本书""朋友推荐这本杰作"），也在重要学术期刊上得到讨论和推荐，如全球著名中国研究书评刊物 *China Review International*、中医领域最重要的英文期刊 *Journal Chinese Medicine* 等。

★ 《思考中医》（珍藏版）

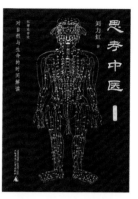

作者：刘力红著

出版社：广西中医药大学出版社

出版时间：2019 年 7 月

为响应读者需求推出精装珍藏版，作者特作新序《当代中医的作为》，表达了对当代中医肩负使命的思考。

2. 五行针灸

★ 《五行针灸指南》

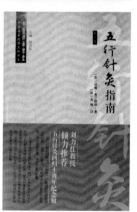

作者：诺娜·弗兰格林著，龙梅译

出版社：中国中医药出版社

出版时间：2011 年 8 月第一版，2021 年 12 月十周年纪念版

作为五行针灸在中国正式出版的第一本著作，本书作者诺娜·弗兰格林从主要诊断、辅助诊断、治疗、治疗原则、治疗技法和穴位选择等方面，将自己多年的针灸临证经验与读者分享。刘力红教授评价五行针灸："从专业的角度，此一针法直取经义，守神为务，是直趋上工之针法。而从大众的角度，若能由此渐明五行，则不但生活工作充满乐趣，自身之调摄亦知从何而入了。"

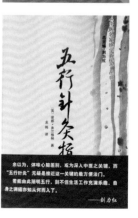

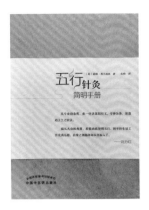

★ 《五行针灸简明手册》

作者：诺娜·弗兰格林著，龙梅译

出版社：中国中医药出版社

出版时间：2017 年 4 月

《五行针灸简明手册》为一本针对大众的五行针灸普及读物。本书旨在把"五行针灸"这一特殊针法介绍给大家，使人们了解它的基本原理，并通过书中的一些病案，认识五行针灸的大益处，继而愿意体验五行针灸，造福于自身健康。

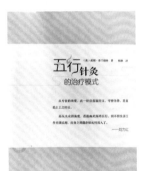

★ 《五行针灸的治疗模式》

作者：诺娜·弗兰格林著，杨琳译

出版社：中国中医药出版社

出版时间：2017 年 9 月

《五行针灸的治疗模式》是诺娜·弗兰格林对自己三十多年五行针灸师生涯里所感所悟的集中表达。《五行针灸的治疗模式》对五行针灸的重点和难点——如何诊断主导一行，进而如何与患者相处及为患者治疗，做了深入的讲解和分析。

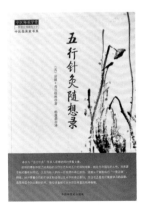

★ 《五行针灸随想录》

作者：诺娜·弗兰格林著，杨露晨译

出版社：中国中医药出版社

出版时间：2018 年 3 月

本书为诺娜·弗兰格林的博客文集。诺娜的文章体现了她高超的治疗技艺和对五行的深刻理解，她在书中描写的人性，均来源于自我的谦卑和热忱，以及与他人护持一行共情所得之感悟。

★ 《我的五行传承之路》

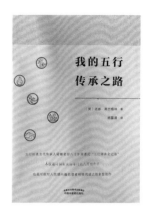

作者：诺娜·弗兰格林著，杨露晨译

出版社：中国中医药出版社

出版时间：2019 年 10 月

本书为诺娜·弗兰格林八十岁所著"五行师承全记录"，也是诺娜对自己迄今为止的五行针灸师生涯所做的评估。本书回顾和记录了诺娜对五行学说与五行针灸已逾 35 年的学习、临床、教学之心路历程与点滴感悟。透过五行之窗，诺娜用充满真诚、喜悦、激情、谦卑和幽默诙谐的笔触记录着她的针灸生涯。

★ 《跟诺娜学五行》

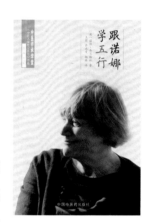

作者：诺娜·弗兰格林著，王前、许逸雯、杨琳译

出版社：中国中医药出版社

出版时间：2022 年 7 月

自 2020 年年初，新冠疫情肆虐全球，诺娜老师每年两次来中国的五行针灸传讲之行被迫中断，为继续将自己四十余年五行针灸的临床感悟和经验传给中国的学生们，老师独自一人在自己伦敦的小公寓里，录制了近百条十分钟左右的小视频。由三和同仁制作翻译后在"三和课堂"以视频课形式向广大五行针灸学人推出，本书为这两个视频课的文字版。

★ 《灵魂的守护者：五行针灸的护持一行》

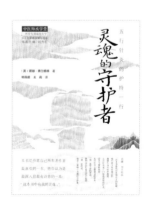

作者：诺娜·弗兰格林著，杨露晨、王莉译

出版社：中国中医药出版社

预计出版时间：2023 年 7 月

诺娜老师在本书中阐述了她对五行和五行针灸治疗的深刻思考，书中描述了她对每个季节的感受，并以名人为例阐述五行，让五行在大自

然和人身上的表现变得更加具体而生动。本书是作者自认为写得最为深入的一本著作，其原话是："这本书中有我的灵魂。"相信无论是五行针灸患者、爱好者还是五行针灸师，都将在阅读此书的过程中陷入沉思或者深为震撼，获益良多。

3. 黄帝内针

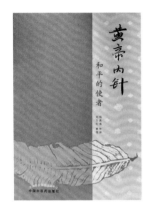

★ 《黄帝内针——和平的使者》

作者：杨真海传讲，刘力红整理
出版社：中国中医药出版社
出版时间：2016 年 12 月

《黄帝内针》被誉为"思考中医人生，针灸使用手册"的合一版。本书既有"形而上"的中医文化思考、中医人生情怀，又有"形而下"的针灸学用基础、针灸操作手册。"黄帝内针"是不折不扣的六经辨证，每一针，甚至是每一个心念都不能离开六经，都不能离开"三二一"的基本纲领和技术路线：三就是"三才"，二就是"阴阳"，一就是"阿是"。内针之法不离阴阳，其理则直系于中，故而其方针或上或下，或左或右，每每皆逢其原。其刺有若《灵枢·九针十二原》之易用难忘，其效则每能如拔刺、如雪污、如决闭、如解结。时下，多以疗效评品医学，黄帝内针之问世，当能为中医展现其鲜活的生命。

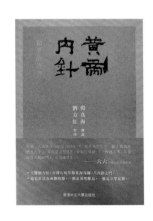

★ 《黄帝内针——和平的使者》（繁体版）

作者：杨真海传讲，刘力红整理
出版社：香港中文大学出版社
出版时间：2018 年 5 月

黄帝内针是源自《黄帝内经》的针灸方法，传承细密久远，至杨真海先生一代才有机会公之于众，至刘力红教授才有机缘进行文化的印证和理论的探索。从整个理论体系到具体的疗效上看，黄帝内针都展现了中国传统医学的鲜活生命力。无数患者受惠于黄帝内针的高超医效，并在针法的学习与修行中，不断加深对中医哲学的领会与对健康和平的信念。

★ 《黄帝内针讲义》

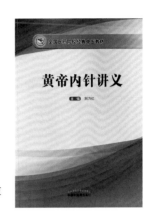

作者：刘力红主编

出版社：中国中医药出版社

出版时间：2019 年 6 月

黄帝内针是源自《内经》的针法，其传承绵密久远，至真海杨师，始公之于众。本讲义为院校和基层的广大学习者及中医爱好者做了简要而系统的梳理，并附上常见病的诊治案例，意在引导大家洞明内针法理，树立内针思维，在实际运用中方能游刃有余，举一反三。

★ 《黄帝内针——和平的使者》（英文版）

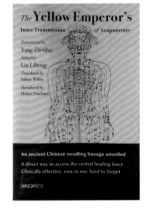

作者：杨真海传讲，刘力红整理，付海呐等译

出版社：香港中文大学出版社

出版时间：2020 年 3 月

《黄帝内针》英文版由香港中文大学出版社 2020 年出版后，即受到全球近二十个国家和地区的读者欢迎，居于亚马逊网站 Acupuncture 类第 56 位（五星好评），亦获得了著名英国五行针灸大师诺娜·弗兰格林的赞誉。

★ 《黄帝内针用针指南》

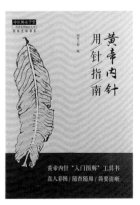

作者：同有三和编

出版社：中国中医药出版社

出版时间：2021 年 12 月

本书是为了配合《黄帝内针——和平的使者》的学习和使用而整理编著的，同有三和中医药发展基金会学术团队和志愿者团队将《黄帝内针》一书中所涉及的三焦同气、经络同气、主要穴位等主要内容做了提纲挈领的简要介绍，还加上了如何进针（指按）、具体案例等在临床实际操作中的知识技能简要说明，以真人图示的形式表现出来，以求便于黄帝内针学人尤其是经络基础薄弱的中医"小白"能按图索骥，随查随用。

4. 圣洁正脊按跷

★ 《正脊心法讲记》

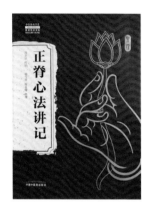

作者：高圣洁传讲，胡雪琴、陈喜健整理

出版社：中国中医药出版社

出版时间：2022 年 3 月

简介：本书所阐释的正脊体系全称为"圣洁脊柱全息手法"（简称为正脊手法或者正脊心法），该手法以脊柱为核心，倡导整体观思维，将人体经筋与骨、脏腑、形神一线贯穿，骨正筋柔，阴阳自和。

5. 中药学

★ 《邓铁涛中草药与验方图谱》

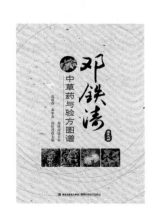

作者：冼建春、邓中光、邱仕君主编，邓铁涛主审

出版社：福建科学技术出版社

出版时间：2018 年 1 月

简介：本书为专门阐述邓老用药心得的图书，包括邓老的药对应用和单味药应用，以及对中草药的应用评述等，融中草药的识别与专家应用心得于一书，立意独特，角度新颖。本书是对我国当代中医学家、国医大师邓铁涛教授临床常用药进行经验整理的一部著作，分别从临床辨

证、组方用药、中草药识别和应用等诸多方面阐述邓老的用药特色和制方思路。

★ 《中草药识别应用图谱》（第三版）

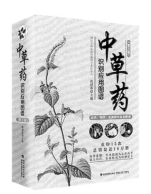

作者：冼建春主编

出版社：福建科学技术出版社

出版时间：2018 年 11 月

冼建春主编的《中草药识别应用图谱》（第三版）收录常用中草药 300 余种，按功效分类，以药名（正名）、别名、基原、性味功效、用法用量、识别特征、采收加工、药材品质、验方精选的顺序加以描述，图文结合。文前增加《药用植物学》关于根、茎、叶、花、果实、种子等植物器官形态的图文描述，让读者对植物有初步的概念和理解，能读懂后文"识别特征"的内容。图片在图中用数字标注出各部位植物器官位置，在"识别特征"对应文字用颜色突出，图下作图注，使图文相互呼应。

★ 《青草药识别应用图谱》（第二版）

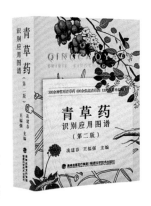

作者：冼建春、王福强主编

出版社：福建科学技术出版社

出版时间：2020 年 5 月

我国药用植物资源丰富，充分重视青草药这个"天然药库"，发挥中医药特别是青草药"简、便、廉、验"优势，对新时代医改、百姓健康都有重要的作用。本书为再版书，侧重于准确识别青草药，收载多种分布广泛、易于采收、疗效显著的常用青草药。每味药均分列正名、常用别名、植物基原、采收加工、性味功用、识别特征、验方精选等项加以记述，并配有原植物图片。本书特色在于每种植物特征的文字描述与图片一一对应标注，使得植物特征一目了然；开本适中，便于携带，极大地提高了本书的实用性。

6. 其他

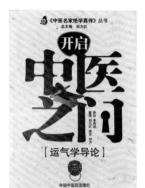

★ 《开启中医之门》

作者：李阳波讲述，刘力红、唐农、刘方整理

出版社：中国中医药出版社

出版时间：2004 年 10 月第一版，2022 年 3 月第三版

《开启中医之门》是刘力红教授等人对师父李阳波先生的学术思想整理。主要分两个部分，第一部分是正篇，是根据李阳波先生在广西中医学院的讲座整理而成；第二部分是附录，从中可以看到李阳波先生的平生志愿、治学态度、治学范围及思想深度。这部《导论》不但是运气学的《导论》，也是整个中医学的《导论》，同时也可以把它看作是传统文化的《导论》。

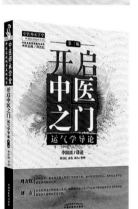

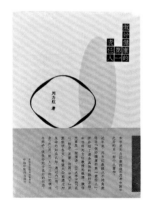

★ 《做好健康的第一责任人》

作者：刘力红著

出版社：中国中医药出版社

出版时间：2021 年 9 月

简介：本书是刘力红教授的微博、微信及部分演讲集合，以《大学》的"正心、修身、齐家、治国、平天下"次第纲领各文。《做好健康的第一责任人》从不同角度倡导"做好健康责任人"，并介绍了诸多具体践行方法。希望大众能透过对生命的如实认知，通过内（性、心、身）外（天、地、人）"三和"的调适与养护，使生命处于良好的状态。

★ 《青年中医成长之路》

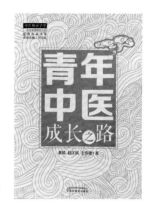

作者：黄靖、赵江滨、左乔建著，刘力红丛书主编

出版社：中国中医药出版社

出版时间：2022 年 3 月

本书生动展示了黄靖、赵江滨、左乔建三位青年中医的求学跟师、独立诊疗、心路历程，也是世界中医药学会联合会青年中医培养工作委员会的阶段成果之一，被誉为"《名老中医之路》青年版"。

★ 《中华传统文化百部经典——伤寒论》

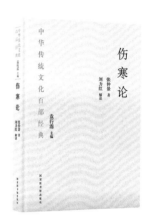

作者：刘力红著

出版社：国家图书馆出版社

出版时间：2022 年 6 月

本书列入 2017 年国家社会科学基金重大委托项目和"十三五"国家重点图书出版规划项目，采取导读、原典、注释、点评相结合的体例，对宋本《伤寒论》全文进行了一次深入浅出、明白晓畅的解读，让中医经典更加贴近大众的生活，最大限度地发挥文以化人的作用。

★ 《青年中医成长访谈》

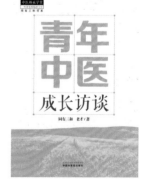

作者：同有三和　老才著

出版社：中国中医药出版社

出版时间：2023 年 2 月

本书是北京同有三和中医药发展基金会对全国多位青年中医进行深度采访报道文章的结集，生动展示了青年中医们从求学跟师、独立诊疗、学术研究、带教讲学等一路走来的成长经历，能够给全国的青年学子以及中医教育者、管理者、从业者等提供生动而亲近的参考，具有较高的可读性。

三、书院大事记

◎ 2011 年

12 月 8 日，成立同有三和中医南宁桃源基地，开展中医教育传承、学术研究及养疗服务。

◎ 2014 年

12 月 26 日，北京同有三和中医药发展基金会获批成立。

◎ 2015 年

9 月 28 日，"三和书院"公众号正式开通启用。

11 月 22 日，三和书院医道传承项目首届第一阶段（同有班）启动招生。

12 月 9 日，北京同有三和中医药发展基金会成立仪式暨座谈会在北京举办。

12 月 10—13 日，刘力红老师先后受邀至北京中医药大学、河北大学中医学院、清华大学、北京大学进行题为"略谈中医的基本精神"的讲座，开启了基金会以"弘扬中医药文化、挖掘和培育中医药人才、促进中医药学术研究"为宗旨的公益之旅。

◎ 2016 年

5 月 21 日，三和书院首届同有班第一次大课在北京开课。

6 月 25 日，三和书院首届同有班第二次大课在上海开课。

7 月 16 日，三和书院首届同有班第三次大课在广州开课。

9 月 10 日，三和书院首届同有班第四次大课在南宁开课。

10 月 22 日，三和书院首届同有班第五次大课在北京开课。

10 月 23 日，北京同有三和中医药发展基金会"五行针灸公益行"项目正式启动。

11 月 12 日，三和书院首届同有班第六次大课在广州开课。

12 月 17 日，三和书院首届同有班第七次大课在上海开课。

◎ 2017 年

1 月 9 日，同有三和基金会被认定为慈善组织。

1 月 14 日，三和书院首届同有班第八次大课在南宁开课。

3 月 11 日，三和书院首届同有班第九次大课在北京开课。

4 月 14 日，三和书院医道传承项目第二届同有班启动招生。

4 月 22 日，三和书院首届同有班第十次大课在北京开课，同时举办三和书院首届同有班毕业典礼。

5 月 20 日，首届三和书院医道传承项目二阶段（三和班）导师研讨会在桂林举办。

6 月 29 日，三和书院首届三和班第一次大课在江西曹山开课。

7 月 17—28 日，三和书院首届三和班第二次课程在山西忻州开课。

8 月 12 日，首届三和论坛在北京举办。

9 月 6—10 日，三和书院首届三和班第三次课程在江西曹山开课。

10 月 1—6 日，三和书院首届三和班第四次课程在江西曹山开课。

10 月 28 日，三和书院二届同有班首次大课在北京开课。

11 月 2—6 日，三和书院首届三和班第五次课程在江西曹山开课。

11 月 25 日，三和书院二届同有班第二次大课在北京开课。

11 月 27 日—12 月 1 日，三和书院首届三和班第六次课程在北京开课。

12 月 16 日，三和书院二届同有班第三次大课在南宁开课。

◎ 2018 年

1 月 6—8 日，三和书院首届三和班第七次课程在北京开课。

1 月 3 日，三和书院二届同有班第四次大课在上海开课。

2 月 26—28 日，三和书院首届三和班第八次课程在江西曹山开课。

3 月 17 日，三和书院二届同有班第五次大课在广州开课。

4 月 9—10 日，三和书院首届三和班第二次导师研讨会在杭州举行。

4 月 21 日，三和书院二届同有班第六次大课在北京开课。

4 月 29 日—5 月 2 日，三和书院首届三和班第九次课程在北京开课。

5 月 4 日，三和书院首届三和班毕业典礼在北京举办。

5 月 26 日，三和书院二届同有班第七次大课在南宁开课。

6 月 23 日，三和书院二届同有班第八次大课在广州开课。

7 月 14 日，三和书院二届同有班第九次大课在上海开课。

9 月 12 日，三和书院医道传承项目第三届同有班启动招生。

10 月 13 日，三和书院二届同有班第十次大课在北京开课，同时举办三和书院二届同有班毕业典礼。

10 月 14 日，首次三和书院医道传承项目研讨会在北京举办。

◎ 2019 年

1 月 9 日，三和书院医道传承项目第一次战略研讨会在北京举办。

3 月 1 日，三和书院二届三和班首次大课在北京开课。

4 月 24—27 日，三和书院二届三和班第二次大课在云南大理开课。

5 月 3 日，三和书院三届同有班首次大课在上海开课。

6 月 15 日，三和书院三届同有班第二次大课在北京开课。

6 月 23 日，三和书院二届三和班第三次大课在山西河曲县开课。

7 月 18—22 日，三和书院二届三和班第四次大课在北京开课。

7 月 27—28 日，三和书院三届同有班第三次大课在广州开课。

9 月 7—12 日，三和书院二届三和班第五次大课在上海开课。

9 月 21—22 日，三和书院三届同有班第四次大课在北京开课。

9 月 25—27 日，三和书院医道传承项目第二次发展战略研讨会在北京怀柔举办。

10 月 19—20 日，三和书院三届同有班第五次大课在西安开课。

10 月 24—28 日，三和书院二届三和班第六次大课在北京开课。

11 月 7—9 日，三和书院二届三和班第七次大课在湖北蕲春县开课。

11 月 16—17 日，三和书院三届同有班第六次大课在南宁开课。

12 月 6 日，北京同有三和中医药发展基金会主办的"信深行远"为主题的首届"青年中医成长论坛"在深圳南山举办。

12 月 14—15 日，三和书院三届同有班第七次大课在深圳开课。

12 月 28 日，首届三和书院全国校友会年会暨黄帝内针读书会年会在浙江瑞安举办。

◎ 2020 年

1 月 25 日，刘力红老师组织召开同有三和基金会理事会，讨论同有三和如何发挥自身优势、积极参与新冠疫情防控工作。

2月18日，同有三和基金会收到武汉市江岸区新冠肺炎疫情防控指挥部邀请函。

2月21日，刘力红老师应邀率同有三和中医团队进驻武汉八院，为新冠肺炎患者临床治疗。

2月25日，刘力红老师号召同有三和基金会联合"大家中医"组建志愿者团队为疫区群众开展公益健康咨询，并组织为疫区捐款捐物，同有三和旗下医馆赶制防疫香囊和预防药剂，分发前线。

3月7日，三和书院三届同有班第八次大课在线上开课。

3月21日，三和书院志愿者团队面向海外群众，举行在线健康咨询活动，翻译多篇抗疫类文章以英、德、法、日等多国语言对外传播。

4月3日，三和书院由志愿者组成的职能团队——政策研判团队成立。

4月，武汉市江岸区新冠肺炎疫情防控指挥部特授予同有三和基金会"抗击新冠肺炎疫情突出贡献单位"称号。

5月23—24日，三和书院三届同有班第九次大课在线上开课。

8月27—30日，三和书院二届三和班第八次大课在四川江油开课，同时举办三和书院二届三和班毕业典礼。

9月18—20日，第八届中国公益慈善项目交流展示会在深圳举办，同有三和基金会首次参展。

10月4—5日，三和书院三届同有班第十次大课暨第三届同有班毕业典礼在南宁举办，并宣布成立三和书院经典中医临床研修分院。

11月，正式发布三和书院《志愿者招募管理规范》，志愿者团队建设迈入新阶段。

12月20日，三和书院四届同有班首次引桥课程在上海开课。

12月31日，书院职能团队及四届新生入驻企业微信平台。

◎ **2021 年**

1月7日，三和书院持续学习委员会成立。

1月10日，三和书院四届同有班第二次引桥课在线上开课。

1月20日，志愿者历史梳理与答谢：书院开启以来参与三和书院共建的五百余位志愿者收到来自书院的志愿者证书。

1月24日，三和书院四届同有班第三次引桥课在线上开课。

2 月 18 日，三和书院三届三和班首次引入"专题研究制度"。

3 月 18 日，推出以三和书院持续学习委员会为责任主体的持续学习讲学制度。

3 月 27 日，三和书院三届三和班开班仪式及首次课程在北京举办。

4 月 18 日，三和书院首次开展第四届同有班在线辅助课程。

4 月 24 日，三和书院三届三和班第二次大课在广东惠州罗浮山举行。

5 月 11—19 日，三和书院三届三和班第三次大课在陕西榆林市子洲县举行。

5 月 29 日，三和书院四届同有班第一次主干课程在上海开课。

5 月 30 日，三和书院经典中医临床研修分院启动首届招生。

7 月 3 日，三和书院四届同有班第二次主干大课在云南大理开课。

7 月 12—16 日，三和书院三届三和班第四次大课在北京开课。

7 月 22 日，同有三和基金会及下设三和书院成立专项小组，定向支持三和书院河南
学子发起的洪涝救灾公益活动。

7 月 25 日，三和书院四届同有班第二次辅助课程在线上开课。

8 月 23 日，持续学习活动首次尝试以主持人访谈形式进行。

8 月 25 日，三和书院 LOGO V1.0 版本定稿正式使用。

9 月 12 日，三和书院四届同有班第三次大课在深圳开课。

9 月 22 日，由三和书院学子投稿设计的志愿者队徽设计方案定稿并投入使用。

10 月，同有三和基金会及下设三和书院成立专项小组，定向支持三和书院山西学子
为主力开展的洪涝赈灾行动。

10 月 6 日，三和书院商标注册申请正式获得审批通过。

10 月 14 日，三和书院医道传承项目五周年专题研讨会在北京举办。

10 月 16 日，由北京市中医管理局、北京市顺义区人民政府主办，金方书院、三和书院、
灵兰书院等单位发起举办的"首届中医书院发展论坛"在京举行。

10 月 23—24 日，三和书院四届同有班第四次大课在北京开课。

10 月 30—31 日，三和书院经典中医临床研修分院首届第一次线下课程开课。

11 月 13 日，三和书院四届同有班第三次辅助课程在南宁开课，首次尝试"圆桌会谈"
形式。

10 月 29—11 月 1 日，三和书院三届三和班第五次大课在湖北蕲春开课。

11 月 17 日，三和书院班级讲会制度经过小范围试行半年后，于同有班范围各班正式

推广。

11月27日，三和书院四届同有班《学员手册》修订版发布，重点明确了考核的目标导向。

11月27—30日，三和书院经典中医临床研修分院首届第二次线下课程暨第18期同有三和经典课程在南宁开课。

12月2日，三和书院考试系统更新换代，新版考试系统率先应用于四届同有班期中期末考试及第五届同有班招考。

12月4日，三和书院首次期中考试在四届同有班开启。

12月6日，三和书院医道传承项目第五届同有班启动招生。

12月8日，为纪念"同有三和"成立十周年，"十年风雨路，未曾忘初心"的系列直播第一讲由刘力红老师在南宁开讲。

12月12日，三和书院四届同有班第五次大课在南宁开课。

◎ 2022年

1月1—2日，三和书院经典中医临床研修分院首届第三次线下课程在南宁开课。

1月8日，三和书院四届同有班第六次大课在上海开课。

2月18—23日，三和书院三届三和班第六次大课在上海医馆举行。

3月16—17日，三和书院经典中医临床研修分院首届四次线下课程在南宁开课。

3月19—20日，三和书院四届同有班第七次大课在成都开课。

3月27日，同有三和第二届青年中医成长论坛在南宁举办。

4月9—10日，三和书院经典中医临床研修分院首届第五次线下课程在南宁开课。

4月17日，三和书院四届同有班第八次大课在南宁开课。

5月14日，三和书院四届同有班第九次主干课在南宁开课。

6月12日，三和书院四届同有班第四次辅助课在南宁开课。

5月21日，三和书院（首届同有班）开课六周年纪念日。

5月21—22日，三和书院经典中医临床研修分院第六次线下课程圆满完成。

6月10日，经典中医临床研修分院第二届招生启动。

7月9日，《寻路传承：同有三和中医人才教育简史（2005—2022）》发布。

7月9—10日，三和书院四届同有班第十次主干课程暨毕业典礼在北京圆满完成。

四、往届回眸

编者按：同有班的十次大课代表了圆满，更意味着新的起点。一起来回顾前三届的首次大课和第十次结课场景，品味同有班阶段中医道统的熏染。

首届同有班第一次大课·北京
和君集团总部·2016 年 5 月 21 日

这是一个值得纪念的日子，标志着医道传承项目课程正式开班，来自全国各地的同仁秉着成就医道的坚定誓愿和奉献医道传承的诚心，开启了"君子同心，其利断金；同心之言，其臭如兰"的医道传承之旅！

开班仪式上，刘力红老师、卢崇汉教授夫人王璐老师、和君咨询高级合伙人解浩然博士、学员代表邓慧芳同学先后致辞发言。同时在上海、南宁、广州现场及网络大区的同仁收看了现场直播。

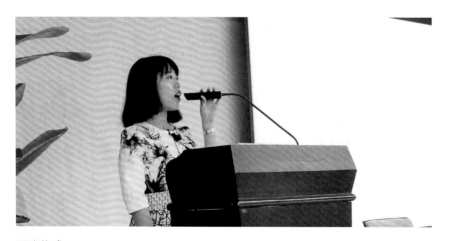

开班仪式

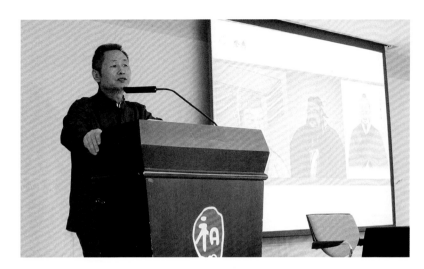

刘力红老师致辞

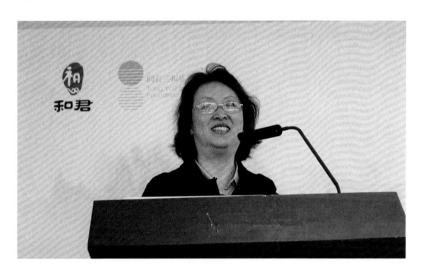

嘉宾王璐老师致辞

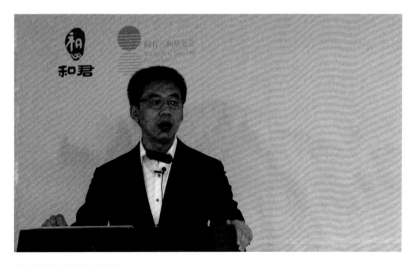

和君解浩然博士致辞

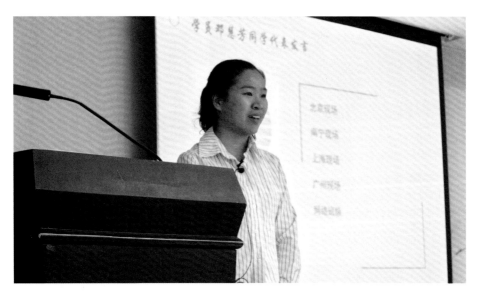

学员代表邓慧芳发言

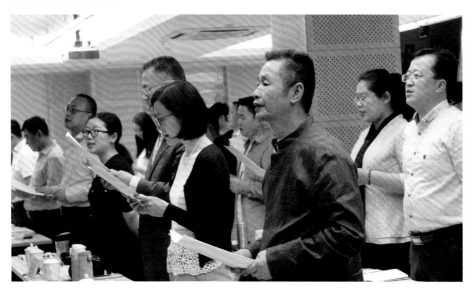

诵读《伤寒论原序》《大医精诚》《医诫》

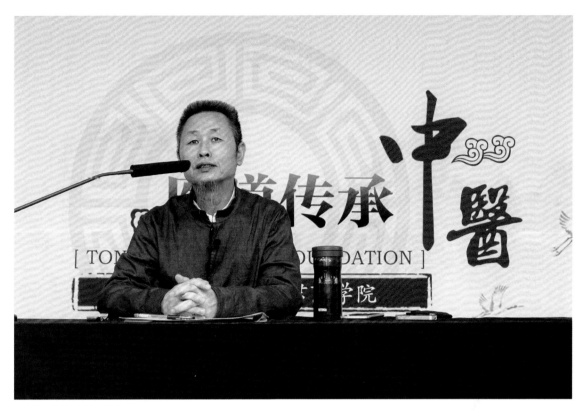

开启首次课程《医道传承略说》

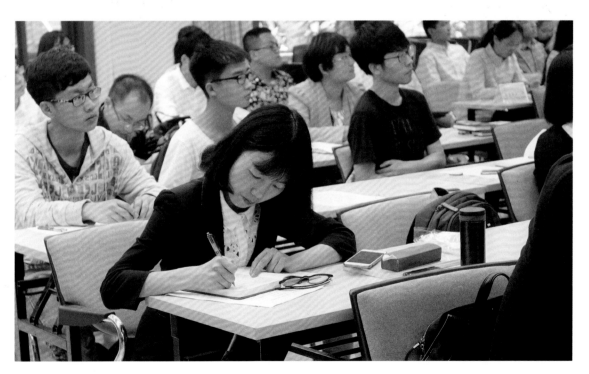

北京课堂现场

首届同有班第十次大课及毕业·北京

达美中心·2017年4月22日

　　诸位同仁从一到十，善始善终，是日天朗气清，春意盎然，在这个特别值得纪念的日子里，三和班导师黄帝内针传人杨真海老师携夫人杜玲女士、正脊手法传承人高圣洁老师、广州中医药大学中药标本中心主任冼建春老师，以及各班班主任、辅导员等皆莅临现场，此外我们还邀请到了一位特殊的嘉宾——时任国家中医药管理局人事教育司司长卢国慧女士，一同见证了这个圆满的时刻。

　　本次课中，刘力红老师总结了医道传承一年以来从无到有，从始到终的收获与沉淀，重申了"为人之道，为学之方"的教育主旨；继而从

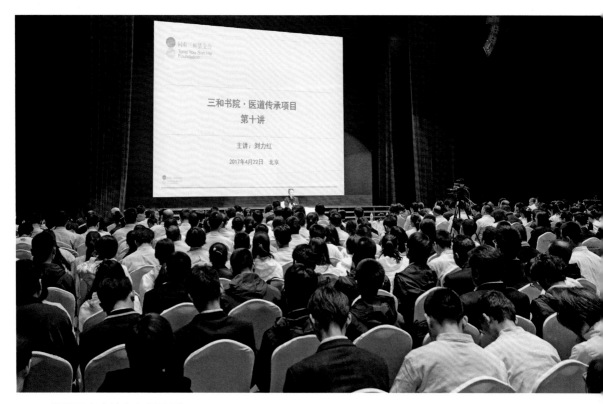

首届同有班第十次大课现场

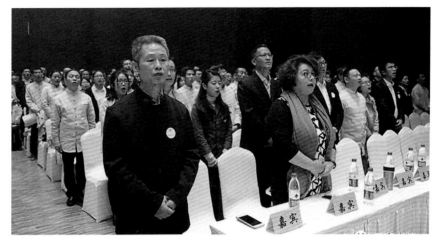

课前全体师生集体诵读："共同的使命"和《伤寒论原序》《大医精诚》《医诚》

"公益"与"私害"的对应上，从人的传承上，更深层地剖析了生命的认知与运作；以及中医在这个时代该如何发挥作用，助力实现全民健康，作为中医士子，我们应该当仁不让，运用中医的五术推己及人，做好弘扬普及工作，最终实现全民皆医、全民健康的宏伟目标。

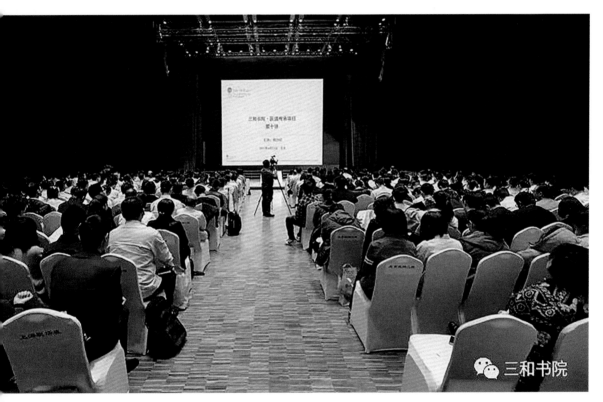

首届同有班第十次大课现场 2

二届同有班第一次大课·北京

福泰中心·2017 年 10 月 28 日

在开班仪式上，北京现场班班主任徐彬老师、一届学员代表卢铭路同学和二届学员代表左乔建同学分别致辞，大家热情洋溢的发言真诚表达了书院同仁对医道传承从骨子里面透出的那种担当；同时一届、二届的学员代表还进行了使命交接仪式，象征着经历了半年多"三笔一面"的洗礼，新加入的 380 余名二届学员已经正式融入三和书院的大家庭里面，从此大家相拥相抱，守望相助，一起为医道传承而不懈努力！

在课程中，刘力红老师首先从医圣"上以疗君亲之疾，下以救贫贱之厄，中以保身长全"的情怀讲起，并以药王孙思邈的《大医精诚》相嘱托，提出了三点要求：一是作为中医人要以身作则，不能给中医抹黑；二是要团结西医同仁，共同为全民健康的愿景而努力；三是要与现代科学相融相合，让中医从各方面利及当代，今年的诺贝尔生理学或医学奖就授予了发现昼夜节律分子机制的美国科学家，充分印证了中医的生命智慧。

其次，儒、释、道、医作为中国文化的道统，其四位一体的特征在药王孙思邈其人其文中都有深刻显现，因此刘老师还引导大家关注《大医精诚》的姊妹篇《大医习业》，并结合原文提出了具体的读诵要求。作为"任真体运"的部分，刘老师还结合自身的经历，将导引的理法及操作亦和盘托出，今后将作为基本的功课让大家去建立感受。

时值重阳，这是一个故友重逢和登高望远的日子。通过三和书院的"链接"，让大家相聚相识，立高远之志，成士子之行，一起去实现生命的宽广和出彩，可谓恰逢其时！真诚感恩为医道传承付出心力的诸位师长和同仁！

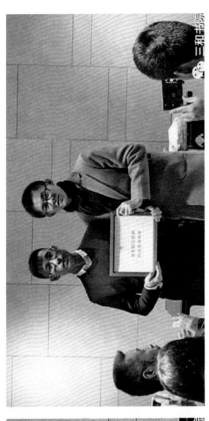

一、二届学员代表使命交接仪式

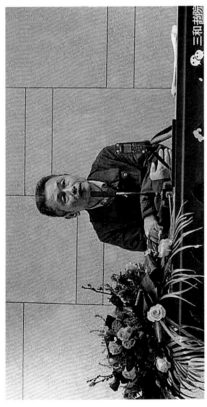

大课现场

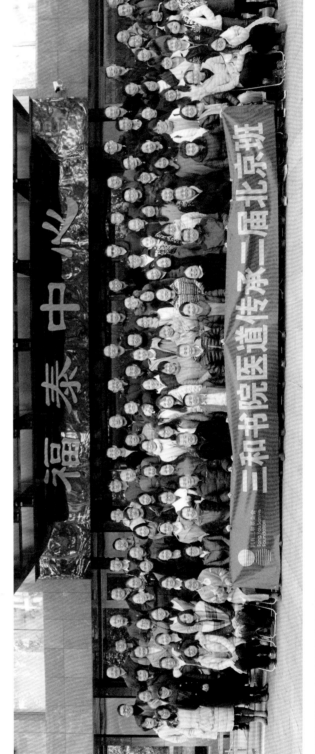

二届同有班第一次大课北京班现场

二届同有班第十次大课·北京

达美中心·2018年10月13日

即将毕业的325名同有班全体学员自五湖四海而来，大家欢聚一堂。

本次大课中，刘力红老师首先向大家强调了要持守士子的初心，《礼记》有言"君子慎始，差若毫厘，谬以千里"，医道传承需要大家时刻去检视自己的起心动念，并落实在每日的践行中；其次号召大家要在健康中国的建设中发挥作用，要重视中医，推己及人，做好推广普及工作，为实现全民皆医、全民健康贡献力量。

接下来，刘老师引用《论语·尧曰篇》中"不知命，无以为君子"的教言，从"天、地、人"外三和与"性、心、身"内三和的角度带领我们去领略中国文化的生命观。人命即身命，源于父母，属于阴命，虽然有限但却可以延伸出无穷的欲望，使生命走向堕落；地命即心命，在一定程度上属于个人的天赋技能，半阴半阳，既可以走向公益，也可

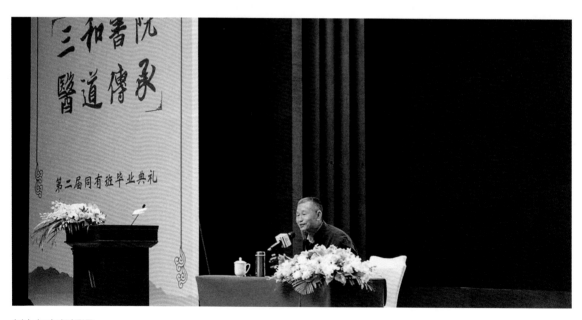

刘力红老师授课

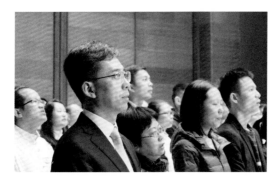

齐诵经典

以走向私害；而天命即性命，是纯阳无染的，此为生命最深的层面，亦是生命的归宿处。

如何使生命获得提升，从而"谨道如法，长有天命"呢？用功的下手处就是化除怨、恨、恼、怒、烦等不良的情绪，对于每个人来说，这个使生命变革最赤裸的战场就是在家庭里面，在夫妻之间。当我们真正敢于面对每一次考验，去体察内在的变化，放下裹挟自己的不良情绪，使这种温暖传递出来，那么我们的生命格局才有可能打开，进而才能实现生命的良好运作，最终收获幸福圆满。

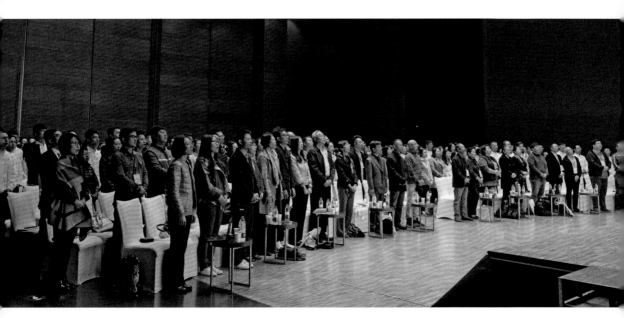

二届同有班第十次大课现场

三届同有班首次大课·上海

2019 年 5 月 3 日

2019 年 5 月 3 日，三和书院医道传承项目第三届同有班第一次大课在同有三和上海医馆正式开班授课。参加此次开班仪式的有北京同有三和中医药发展基金会理事长刘力红老师，台湾大学历史系博士吕世浩老师，上海班班主任六六老师、白瑞老师，还有一直关心和支持三和书院发展的各界爱心人士，以及来自上海及周边地区的 150 余名第三届同有班的学子和往届学员。与此同时，北京、南宁、广深、西安现场班及网络班的学子们通过网络收看了课程直播。

2019 年，是北京同有三和的念想发起十周年的日子，同时也是作为三和书院重要教育基地——同有三和上海医馆成立的头一年。刘力红老师对一直关心和支持三和书院发展的各位老师及社会各界爱心人士表达了深切的感激之情。众缘和合，三和书院医道传承项目才得以成功培养前两届的优秀学子，吸引更多人才，形成今天蓬勃发展的局面！

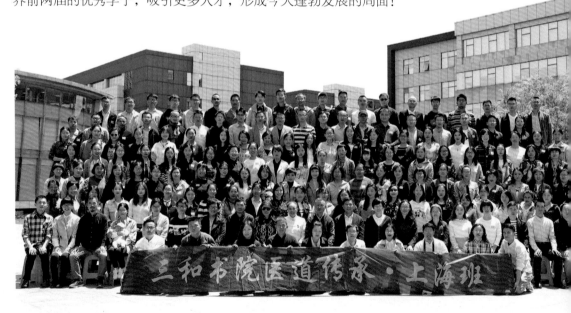

三届同有班首次大课上海班现场

刘力红老师在讲课中为三届学子揭示了同有班教学的本质——即围绕"同有"这个词，教大家如何做人、如何传承、如何看待中医。同时对大家提出殷切期望：同有德业，方能厚德载物。刘力红老师分享了三和书院创立伊始的故事，希望学子们能够坚守初心，成就德业进而推己及人，将道统与法脉传承下去。他也向大家提出了三点要求，一者，中医自和：不得为中医抹黑，邀射名誉、经略财物乃至胸无点墨率尔成方等；二者，与西医和：要与西医同仁打好关系，阴病治阳，阳病治阴，中医为阳，西医为阴，故中医病当治西医，让西医同仁认同中医是实现"医为通业"甚至走向世界的一个重要动力；三者，与科学和：传统的中医并不是摒弃现代科学而独立存在的。"三和"之

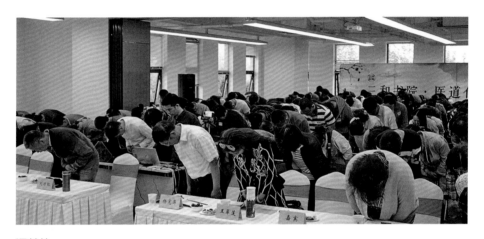

课前礼

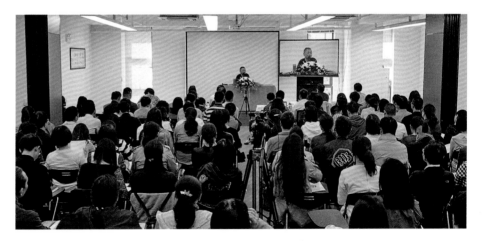

刘力红老师授课

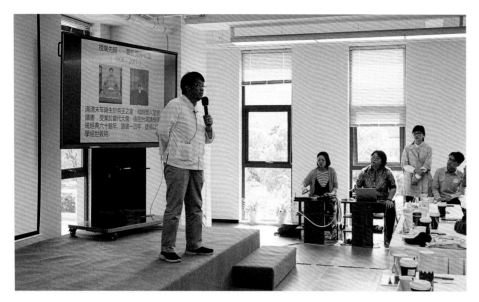

吕世浩老师授课

意于此做解释，亦合情合理也。

此次第三届同有班在招生上打破成规，遵循药王孙思邈"欲使家家自学，人人自晓，君亲有疾而不能疗之者，非忠孝也"的教导，吸纳了更多优秀的非医专业人士，意使中医理念进入千家万户，为促进全民健康，进一步实现小康社会，早日实现中华民族的伟大复兴助力。同时，刘力红老师提醒三和学子，应努力修身，不辱中医形象，追求真理，与西医同仁乃至世界相和合，这才是中医发展的康庄大道。

5月4日上午，刘老师结合吕世浩老师所言历史故事，谈到经以言理，史以言事，真正的中国文化是理事不二的，关键在于明理。而理有三，外三和为天地人，内三和为性心身，性存天理自然柔和，心存道理自然平和，身尽情理自然矮和，三理明了，三和也就具足了，读经读史的意义皆在于明理。医为仁术虽然古已有之，在儒家传统的六艺中却明确提出射为仁之道，其立足点在于射而不中当反求诸己，此为学医做人的根本。接下来便引出三和学子的重要功课——导引的理法与操作。导引就是无思也，无为也，在自己身上体会阴阳相引、形气相感的过程，可以帮助大家生起对中医真实的感受。其操作至简而又至深，刘老师勉励大家一定要在导引上下"功夫"，一日不可间断。

三届同有班第十次大课·南宁

2020 年 10 月 4 日

2020 年 10 月 4 日，在这个金桂飘香的季节，三和书院的师生们从天南海北齐聚绿城，见证了这一历史性的时刻。

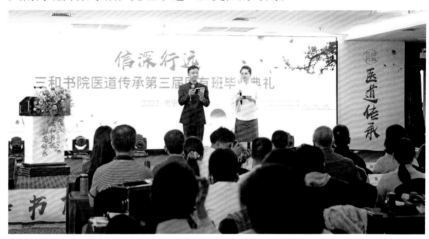

三届同有班第十次大课南宁班现场

本次课程由刘力红老师主讲，并邀请了同有三和中医药发展基金会公益委员会委员、三届广深班班主任邹慧老师做分享。

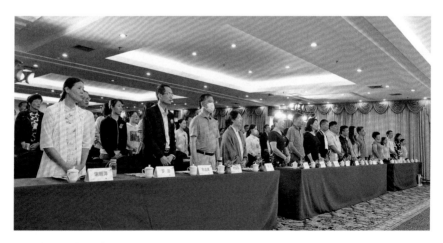

授课老师与各位嘉宾

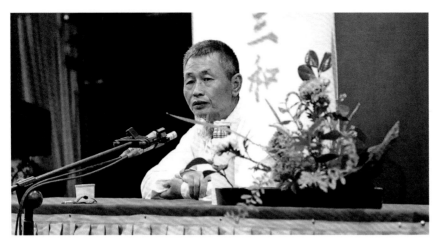

刘力红老师授课

　　刘力红老师首先分享了桃源饭店于同有三和的特殊意义。作为三和创立的根据地，它见证了在三和事业上前赴后继的每一位三和人的成长，回顾三和筚路蓝缕的创建历程，刘老师几度哽咽。走过来时的路，这里的一草一木，仿佛在提醒学子们——不忘初心。

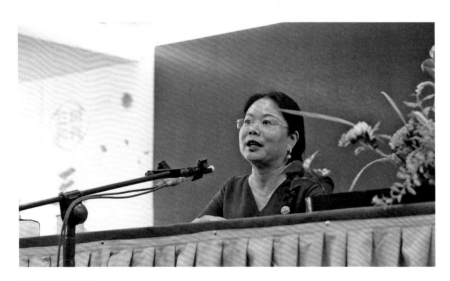

邹慧老师授课

　　刘老师结合自己的亲身经历，与大家分享了三种"傲慢"，即"卑慢、等慢、高慢"，叮嘱学子们需不时反观内省，认真踏实地将学问落到实处践行，如此方能获得真正的进步。

　　接着，刘老师分享了生命的认知与运作这个主题，认为心为君主之

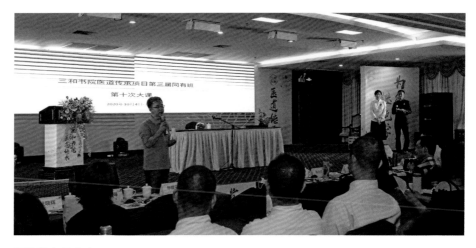

解浩然老师分享

官，"心者，生之本"。按照中医的生命观，心神的注入是引起阴阳相抱、形气相感，发育生命的重要条件，"神"与"中"之间有着千丝万缕的联系，神居于中才能和合阴阳。不论是功课上面的导引，还是从究竟上谈万法归中，中医和中国文化的学问最后都需要触碰到这个层面。只有在这个层面上，健康才能自主，学问才能内化。心外无法，因此刘老师强调做学问要在心的层面上用功。

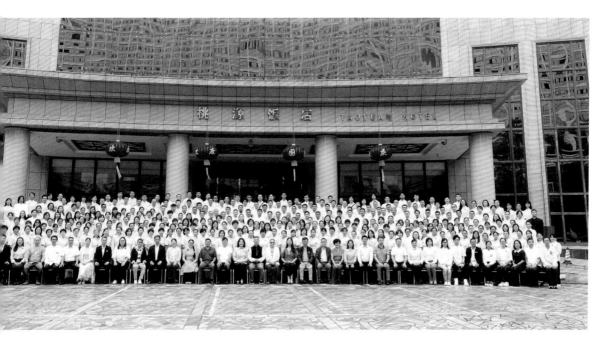

师生合影留念

附：

三和书院的日子

三和书院二届学子原创作词

开始的开始　我们都是孩子
最后的最后　渴望变成士子
三和的日子藏着梦想的种子
成长的我们该要飞往哪去

开始的开始　我们都是孩子
最后的最后　渴望变成士子
三和的日子藏着梦想的种子
成长的我们该要飞往哪去

在春天　有幸听见
来自三和书院那一声召唤
在夏天　三笔一面
我微笑跨进三和的门槛
在秋天　初相遇
好像已分别了太多年
在冬天　再相拥
留下太多美好记忆和亲切的笑颜

记得　课上课下酸甜苦辣
懂得反求诸己
熟读大学中庸周易六壬还有道德经
导引书法诵读用心去做
每天来打卡
亲近黄帝内经和各种时令
走进大自然

走过匆匆一年浮光点点
笔记记不下心中感叹
春去秋来
难分难舍
再看你一眼
那些共同美好回忆
永远记在心间
山高水长在远方
只说句　珍重朋友

十年后　你若听见

有人在说

三和书院的昨天

十年后　你若看见

三和的学子已桃李满天

记得　课上课下酸甜苦辣

懂得反求诸己

熟读大学中庸周易六壬还有道德经

导引书法诵读用心去做

每天来打卡

亲近黄帝内经和各种时令

走进大自然

走过匆匆一年

浮光点点　笔记记不下心中感叹

春去秋来

难分难舍

再看你一眼

北上广南网络世界

三和我爱你

也许谁都忘记谁的名字

但记得

三和书院的日子

三和书院公众号"往届回眸"精彩汇编

《用一首歌的时间，带您了解三和书院》

【毕业典礼及晚会集锦】

首届同有班毕业典礼　北京

首届三和班毕业典礼　北京

第二届同有班毕业典礼　北京

第二届三和班毕业典礼　四川

第三届同有班毕业典礼　南宁

第四届同有班毕业典礼　北京

首届三和书院医道传承项目毕业晚会集锦

第二届三和书院医道传承项目毕业晚会

第三届三和书院医道传承项目毕业晚会

三和毕业季 | 聊聊毕业季那些幕后故事

【毕业感言集锦】

首届同有班毕业感言集锦

首届三和书院医道传承项目·上海现场班

首届三和书院医道传承项目·广州现场班

首届三和书院医道传承项目·南宁现场一班

首届三和书院医道传承项目·南宁现场二班

首届三和书院医道传承项目·北京现场二班

首届三和书院医道传承项目·北京现场三班

首届三和书院医道传承项目·网络一班

首届三和书院医道传承项目·网络三班

首届三和班毕业感言集锦

学员风采：回眸一笑

二届同有班毕业感言集锦

珍藏视频 | 遇见你，会有怎样的对白

说好毕业不分手——致默默付出的三和人

三届同有班毕业感言集锦

三和毕业季 | 这些心声，有哪句让你觉得"我也是！"

三和毕业季 | 她说：这是一次比填报高考志愿时更正确的决定

往届学子感言留言墙

那些不曾开口说的话，今天准备好了吗？

【书院开课六周年纪念】

首届开课六周年 | 是时候说出我们的心声了！

开课六周年 | 忆 2016 年的那些事儿

书院开课六周年 | 我感受最深的是：听话、照做、动真格！

书院开课六周年 | 我想对你深情表白

书院开课六周年 | 那些花儿，那些话儿

"往届回眸"
精彩汇编

五、学长风采

成长与独立

一届同有班　吴侃妮

记得 2015 年年底，刚考完研究生入学考试，身心放松的第一天，同学就给我发了首届三和书院医道传承项目的招生链接。我看是关于中医学习的，就报了名，也不知道会学什么，稀里糊涂地凭着热爱中医的一股冲劲通过了"三笔一面"，进入了三和书院学习。

三和的学习确实是"颠覆了三观"，刘老师从不给中医抹黑讲起，讲到中国文化的道统与中医的道统，我感受到最大的收获是人生有了正立的见地（定力），不会因为别人说了什么而轻易动摇。建立了正见的同时，一颗外驰的心开始往回收，另一方面，也自然促使我将生命成长作为人生第一要务。

1. 成长从学理开始

刚上三和的时候，还在学校念书，三和的学习也一直陪伴我走过研究生的岁月，确是我读书时期内心最大的安放处。作为未踏进过社会的学生，我觉得书院的学习确实与我相应，原因是拥有理想情怀并且未怀任何功利心的学习，反是成长路上最好的助益。尤其工作接触社会之后，越发觉得保有这样一颗单纯之心的珍贵。

在课堂上，刘老师除了给我们讲关于文化层面的思考外，还有很多人生的宝贵经验与总结。这是我最乐意吸收的，因为每当人生遇到挫折，这些过来人的经验与总结一定会带领我们走过艰难岁月，因此我感受刚开始几年的学习都在主动吸收这些。记得三届有个师妹哭着跟我说"知道了很多道理，却依旧过不好这一生"，但我认为不然，如若真正用心听到这些，将它们慢慢融入生命，在每一次抉择和困顿的时候拿出来衡量与觉察，反而真正促使生命成长。

2. 学习独立与有余量

俗话说，师父领进门，修行在个人。刘老师常讲理事合一，学习了理，更要在事上磨炼。因为从小身体不好，父母一直把我保护得很好，于是养成了凡事依赖的习惯。但前段时间的健身经历却让我内心开始独立起来，因为发觉即便内心再依赖教练，也要自己发力锻炼，就在锻炼中，一点点破除了依赖思想。建立独立之思想后，感受到不安减少了，内心对自己的信慢慢生起。

在事上磨，除了学习独立面对而外，也学习如何让内心更有余量。近期换了工作的诊所，从单纯的看病状态，转换为要学习运营一家诊所，考验马上来了。我感受到的心有余量，除了在时间上不那么赶以外，更是心中乐意主动承担。展现在处理事情方面，内心是乐意的，是主动的，是承受的，而不是处在抱怨与责怪中。在事之中，心力才能不断成长起来。学习参与运营一家诊所也让我感受到，在做自己能力范围之外的事情时，能完全接受，完全承担，并耐下心来一点点解决是最重要的，而不是瞻前顾后，一心期许别人来完成。

当然，在人事上的成长一定程度促进了诊疗。刘老师也不止一次讲过，看病时医生要等待一会儿，也许等一会儿病人才会给你提供更重要的线索。从激进向前到愿意退后等待，也许是成长的必经阶段，多年的内针瓶颈也有了解决方案。内针的理法似乎很多是确定的，原则是确定的，经络是确定的，疗效似乎也是确定的。但有一点是变化的，患者是不确定的。面对不确定与未知，内心更要有余量和放松，才能更好地为每一个患者提供最佳的解决方案。

在三和书院的课堂，内心有了更为深远和全面的见地；有了见地，更要落地，也正因为已然走在路上，才更安心、主动地成长自己。

信心·自得·致远

一届同有班、二届三和班　程图

三和书院医道传承首期出版物筹备，书院工作组约稿于我，借此机会用三个关键词：信心、自得、致远，聊一聊书院学习的点滴。

1. 信心

2016年5月21日，首届同有班开课的日子。解浩然老师给我们留下了金句："相信相信的力量，相信拥抱的力量。"而刘老师的一句发问："你有信心吗？"当时振聋发聩，至今言犹在耳。

（1）经典

2004年暑假，阅读了《思考中医》，这成为我中医之路的开始。一边工作，一边学习中医经典。《黄帝内经》《难经》《伤寒论》《金匮要略》以及温病学经典著作，老一辈的蒲辅周、岳美中、刘渡舟、胡希恕，当代的李可、黄煌、熊继柏等先生都使我受益良多。我也一直关注刘老师和扶阳论坛。自此对中医药学有了基本的认识，确立了对中医的信心。

《思考中医》不仅在讲中医，更在讲中国文化。遵其提示，我阅读了《论语》《孟子》《大学》《中庸》《老子》《庄子》《史记》等典籍，尤其是南怀瑾与钱穆两位先生的事迹与学问，使我受益良多。由此确立了对中国文化的信心。

中医药很好，中国文化很棒，这条路肯定没错。但是具体到我自己来走这条路，能不能走好？孙真人说"不为苍生大医，就为含灵巨贼"，没有中间路可走，我能否胜任？

（2）老师

2015年年底看到"三和书院招生启事"，仔细阅读了刘老师《致诸同仁的一封信》。谈到人才问题，一是传的人，一是承的人。这个项目叫"医道传承"。于是报了名，从此和三和书院一路走来。

我也终于见到了刘老师本尊：望之俨然，即之也温，听其言也厉。还有诸位师长，快乐的六六老师，儒雅的解浩然老师，朴实平易的真海老师，天真如孩童的诺娜老太君，"拎着脊柱走路"的高圣洁老师，一半诗意一半人间烟火的冼建春老师，等等。诸位老师就是中医人的活样子，那些经典里的教导在老师们这里一时鲜活起来。哦，原来如此，哈哈，确实如此。

（3）同学

我的感受在同学当中来说属于普通而平凡的。经历了一届同有班，二届三和班，我又担任了三届和四届同有班的学习顾问。每个班总有特别巨大身心改变的例子，自身进步，家庭事业触底反弹。不过多数人和我一样，生活本身并没有太大变化，但跟以前就是不一样了。老师授课，日常功课，同学交流，如一点润滑油的注入，身心浸润其间，人生日益稳健。

德不孤，必有邻。理想主义者们走到一起，惺惺相惜，一届届同行者不断增多，我们对未来确立了信心。

2. 自得

三和书院医道传承项目的教学内容是在一届一届的教学互动中逐渐充实的。学习倡导"深造而自得之"，班级是"自组织自管理"，最终是大家的共同成长。

（1）功课：功夫要上身

一届的课程过半的时候，导引、诵读、习书被确定为三项功课。2017年开始，一直坚持。以导引为例，开始的时候有的同学反应很大，感觉很好。而我在开始时感受并不明显，坚持之后身心皆有受益，而且效果还在积累中。

书院推荐书单里有一本《武人琴音》，说的是武术的功夫，正确的方法加上时间。说真功夫是要上身的，不仅武术，各行各业都是如此。功夫不上身，不能登堂入室。

功课开始时感受不明显，到2021年春天，突然有了活动肢体的冲动，于是上下班地铁两头，原来是公交或单车，改为走路。每天计步在7000以上，感觉走走挺舒服，倏忽就是一年。今年春天，活动肢体的冲动再加一层，于是重新开始练习太极拳。参考《武人琴音》中练武心得的启发，重新练习后精神气力的增长感受真切。如此看来，功夫的内涵是气血精神的增长，换个表达就是：变化气质。临证之际，察色按脉，持砭行针，背后都需要气血精神，有了对气血精神的感受，也就体会到"以不病调病人"。

书院提供的方法很多，卧有导引，坐不跷二郎腿，坐立随时吐气，走要拎着脊柱。这些不过是基本生活习惯，养成习惯就能节省可观的能量。坚持功课的难点在时间。功课属于"重要不紧急"的事项，能够将时间用在重要的事情上，长久来看，能减少紧急事项，面对紧急也更有能力处理妥当。刘老师曾说：书院没有收大家的金钱，但是收了大家的时间，时间即生命，要对大家的生命负责。长远来看，功课，即是"似迂而反捷"的时间管理。

我的母亲年轻时因大量体力劳动有腰腿损伤，2017年左髋、右膝肿痛严重，上海潮湿气候又加重肿痛，不得已回到新疆休养，经过服药、艾灸逐渐好转。2018年起坚持每日站桩，上下三楼如常，保持至今。

在临床工作中，导引、按腹、吐气法、站桩、太极拳，是我常根据患者情况推荐的锻炼方式，反馈良好，实在是引导大家做好健康第一责任人的方便法门。

（2）班级：自组织自管理

功课是个人修炼，学习是集体行为。一群理想主义者因"同气相求"聚在一起，但五湖四海，各行各业，如何求同存异，对每个人都是考验。大家都希望书院能更好，但想法、做法、习惯，各不相同，矛盾自然存在。班委的产生，大课的开展，班会的组织，活动的安排，功课的考勤，等等，细碎的事情真是不少。

书院倡导和而不同，具体操作也简单：有话直说，有话好好说。班级是一个相对独立的环境，在这里大家心往一处想——"为生命立性命，为往圣继绝学"，同时也练习"劲儿往一处使"。如果把书院当作家，作为家人，我们会怎么说话？有话直说是因为爱，盼着你好我好大家好，但更要有话好好说，是尊重每一个人的基本修养。

这个训练也促使我们反思自己在家的言行，以往把脾气和恶语都发作在本该阳光的家里，何其懵懂。于是开始在家里说爱语，春回家园。

气血精神是修养内在的平，有话直说、好好说是练习外在的和，自组织自管理，是对平和的巩固练习，有了心平气和的经验，才能荷担中医家业。

（3）医馆：健康与医道

通过书院的学习，我们树立了天地人和、性心身和的健康观念。自然也就践行三医和合。上海医馆是在老师的引领下，三和学子践行医道的基地，这里从馆长到医生，处处可见熟悉的三和学子身影。

最近上海医馆开展了线上义诊，实在地帮助到了一些人。一位疫情一线工作者，因阳性自我隔离，腰痛发作，孤立无援，意欲轻生，被周京京医生安抚下来，并指导处理缓解了腰痛。赵申申医生在社区做志愿者，面向社区居民进行了一场分享，从心态到饮食到防护，大家皆有受益。王松松医生在同有健康群里"话疗"了不少人，她自己喜欢聊天，聊完自己还能继续开心半天。陈艳萍医生放心不下几位压力较大的老病人，主动联系，给予关照，仅仅是陪伴就帮助病人舒缓了心情。大家就自己性之所近，将所学运用来帮助患者，学以致用，践行医道。

3. 致远

老师帮我们树立了信心之后，师父领进门，修行在个人。千里之行始于足下。

（1）人人知医天下少病

刘老师也说没有全民皆医，就没有全民健康。不过，医毕竟是有门槛的，什么程度算是知医呢？

2020年新冠疫情暴发，刘老师亲赴一线的同时，同有三和医生团队组织了线上义诊，在线帮助了大量有就医需求的普通人。这当中有个别人学过黄帝内针，我遇到过两位，当时的感觉是，学过的人交流无障碍，可谓一点就通，远程指导效果也非常好。没有学过的，从零开始，要做的沟通会多很多。这就表现出了"知医"与"不知医"的区别了。西医东渐以来，普通群众的知识结构里，中医十分稀缺，所以中医医生的能耐不得施展，成长也缓慢。人们不知医，就没有对医生的信任，效果就打折扣。所谓人人知医，就是建立老百姓对中医药的信心，对中国文化的信心。有了这个信心，医生的工作效率就上来了，天下才能少病。

书院学子要担中医家业，帮助群众建立这个信心就是我们分内之事了。2020年线上义诊之后，上海书院学子在配合防疫要求的前提下，进行了线上线下的系列分享活动，力所能及地影响和惠及更多人，并应上海市进才实验小学的邀请，开启中医进课堂活动。

未来中医药进课堂、进社区的需求会有增无减，我们会让更多人知医，让天下一点点少病。

（2）西学中，创中国新医学

"西学中，创中国新医学"是中国工程院院士汤钊猷一部著作的书名，此处借用来和大家汇报一下近期开展的一项工作。

2021 年元月，几位复旦大学上海医学院的校友联系到我，他们因"西学中"走在一起，是高我四五届的学长，已经跟师或自学中医四五年了，其中有临床内外科的中、高级医师，有药理学、制药方面的专家，药监、公卫的干事等。聚会起因是终于找到我这个走中医路的学弟，想交流中医学习心得。见面后聊到针灸的话题，有人提议开课。刘老师曾说过，西医愿意学中医，他无偿教授。这不是天赐机会来践行老师的教导么，自然爽快答应。经过群主的张罗，春节后就开始了分享，认真起了一个群名"心平气和针君子"，线下 2 周一次，前后 20 次，至 10 月底结束。从零开始，分享了十二经脉、黄帝内针理法以及针灸、刮痧、拔罐等操作。现场人数有三四十人，大家认真预习，积极互动，大胆实践，很快就有临床医生应用于门诊和病房，捷报频传。其间参与学习者不断增加，群友由最初的四十余人，现在已过百。

2022 年年初，群主询问有没有进一步分享的打算。我当时想到了厨房和中成药。居家时，厨房既关乎颐养，也是药库。而中成药，是各位西医师都可以使用的武器，如能辨证精准，岂非患者之福？何况现如今的中成药，八成是西医师开给患者的。群主深以为然。不过我精力有限，一人准备恐不胜任，不如请几位西学中医师一起准备，共同切磋琢磨，几位医生欣然同意。正在准备中，上海开始疫情封控，群主在群里公布分享计划，正中下怀，只是由原先的线下改为线上而已。分享者精心准备，搜罗文献，整理医案。听众讨论热烈，问题踊跃。每次分享有超 40 人在线。我们打算在进入医保的一千四百余种中成药中，挑选一百种学习，争取精讲五十种左右。使普通家庭药箱有备无患，家庭用药不出原则性错误。使临床医生能辨证使用中成药，真正为患者解除病痛。

从百年前的衷中参西，到近 70 年的西学中，未来将有更多的西医同仁来问道中医。汤钊猷院士很看好未来的中国新医学。刘老师也说："中国的西医得天独厚，如果能站在中医的肩膀上，一定能做出引领世界的贡献。"西医同仁，不管是出于兴趣，还是遇到瓶颈，只要有需要来了解学习中医，我们三和书院的同学们都愿意挺身而出助一臂之力。可能我们的肩膀不够高大，但一定坚实，若能经由我们而站上中医药与中华文化这真正巨人的肩膀，我们十分欢喜。

结语：

师者，人生之大宝。心者，神明之主。传者，立信传心也。承者，明理承德，深造自得也。三和书院因诸师的大愿，惠及四届近三千中医学子。从孩子变成士子，未来中医家业就荷担在我们肩上，牢记"为生民立性命，为往圣继绝学"的使命，黄马驮经，传承不辍。信深行远，与诸位校友及医路同道共勉。

认识三和，打开生命的格局

二届同有班　陈绮倩

　　一路走来，随着对"三和"的认识越来越深入，对其所感召和践行的士子愿行有了更多真切的见证和感受，感动于此，也越来越觉得自己很幸运。幸运的是能够在较早的时候就进入三和书院学习，得遇诸多良师、益友，并有机会跟随持续学习，于此中浸润，真正见识到明师"传道，授业，解惑也"，也真切感受到什么是"志同道合""德不孤，必有邻"，逐渐打开生命的格局。

　　书院为教育和培养人才所传授的"为人之道，为学之方"，真的太重要、太需要了！遇见三和书院之前，我还只是一个只知道规规矩矩、按部就班地完成学业，尽自己努力考取好成绩的学生，对中医、生命、自然等尚缺少很真切的认识和感受，对情绪、为人处事等也存在很多困惑想要学习解决，对自己未来的方向也没有很清晰笃定的认识。而在临近大学毕业这么重要的人生阶段，恰巧遇见三和书院，求学有门，何其幸哉！如果不是遇见三和书院，不知道还要兜兜转转多久才能找寻到正确的人生道路和方向！

　　记得报考三和书院时，"正心诚意"四个字便深深印在心里并荡涤着我的心灵，现在看来便是时刻以此正己心念，放下功利欲求之心，但行好事、莫问前程。这可以算是入学前三和书院教给我的第一课。随后的备考和考试中，体验了全然不同于应试教育的考试，一次次地荡涤和滋润着心灵，对三和书院感到油然而生的恭敬和亲近。面试中，老师问："为什么报考三和书院，三和书院吸引你的是什么？"记得我的回答中有一句"时时让自己往光明、美好、良善的地方走"。这是以往读林清玄的散文时令自己很感动的一句话，也一直指引着我。

进入三和书院学习，也是全然不同于体制内的教育，老师传授的是文化道统，这是很难遇到的门径，随着深入，幡然醒悟，深深感受到"莫将容易得，便做等闲看"。此外，不同还在于学友们有来自不同年龄段、不同行业的，齐聚一堂，"君子和而不同"，在这里，学会了放下竞争的紧张和自卑自私的狭隘，能够敞开心胸与同声相应、同气相求的学友分享交流，也有很多有士子担当精神、见多识广的学长学友供"见贤思齐"、引领促进。

说来惭愧，起初在三和书院学习时，对老师们的宏愿感到钦佩，而又觉自身渺小、遥不可及。直至后来越来越多的士子愿行做表率，有机会参与义诊现场亲身感受，对士子担当有了越来越清晰具象的认识，也更清晰地知道了自己该做什么、还能做什么。说到这点，更惭愧的是，最初听到"余缅寻圣人设教，欲使家家自学，人人自晓"，对于"医为通业"感到有些不解，因为自己此前的认识看来，学医需要投入大量费用和时间，而中医学博大精深，哪能那么容易学会？若能家家自学，医学生的投入又为何？但随即又意识到自己的认识是狭隘的，觉得老师这么说肯定有道理。

随着老师们循循善诱、言传身教，学长学友们践行分享，日常功课的落实，潜移默化中，于日常生活对中医有了更多真切的感受和认识。中医的智慧和妙用就在生活中，百姓日用而不知，若能在平日生活中就对中医、生命有更多清晰的认识，并以此指导生活，便能防微杜渐、健康生活，不致困于病苦、求医困难、因病致贫、因病返贫等，实在是重大而切己的责任！

作为中医学子，"荷担中医家业，传承文化道统""为生民立性命，为往圣继绝学"更是责无旁贷！自己本科是学针灸的，初出茅庐，缺少胆识、底气，总怕自己把人扎疼，不忍心，迟迟不太敢给人施针，多在自己身上练习，给父母亲友们扎针时效果也不甚显著，这便是不能"安神定志，无欲无求"，总这样也不行。困惑之时在三和书院了解到易学易用难忘的黄帝内针，随后在学习、交流、见证、逐渐运用中，打开新世界。其至简至深的理法和立竿见影的疗效令我深受震撼，能够力所能及、简便快捷地帮助他人缓解病痛，并能将这个方法分享普及以便他人及时缓解病痛，建立和增强了"信"。师长们"功在针外""德在针外"的诸多教诲分享也引领着自己。

庆幸自己学习了中医，遇见三和书院并能一直跟随学习，在此中增长见识，打开生命的格局。其实自己当初报考中医也是巧合，因为喜欢文学，看到如冰心奶奶、季羡林先生、杨绛先生平和慈祥、健康长寿的模样，感受到文字的感染力，自己也想成为那样的人，通过文字治愈人心，成己达人。所以我小时候的梦想是当一名作家，现在这枚小小的火苗还在。高考填报志愿时因为分数高出重本线不太多，在一本院校中看到一所医学综合院校有中医学和中医（针灸推拿）专业。中医是中国文化的瑰宝，而自己亦对此感兴趣，便在第一志愿中只填报了这两个专业且不服从调剂，正巧录取到中医（针灸推拿）专业，真是幸运！由此开启了我的中医学习之门。

后来在三和书院，有机会为传播中医文化理念做出自己的一点点努力，一路走来，自己的一些想法也终于在一点点落实、转化。现在看来，其实冥冥之中也在实现着自己当初的梦想，学习中医与此并不矛盾，反而相合，可以互相助益，在更高、更根本的层面学习运用。念及此，不禁感动落泪，心总有它自己的方向啊！"文以载道，字以承仁"，文化的力量，治愈自己，也助益他人。

一路走来，开始很长一段时间，对于三和书院老师们传授的很多道理，自己多少有点后知后觉，做得远远不足，庆幸的是"笨鸟先飞"，随着后来一点点的落实践行，原来"高高在上"、懵懵懂懂的道理，在老师们的引导下，真正可以落实到生活中，逐渐有所体悟、欣然，豁然开朗，真真是"理事不二"，"纸上得来终觉浅，绝知此事要躬行"！不懂的时候不要紧，真的踏踏实实照着老师说的去做，便会"柳暗花明又一村""更上一层楼"。日常功课，所有的一切，"头头是道"，其实都是在借助"术"这个"抓手"，时时让我们觉察，帮助我们回归中正平和。

认识三和，明心见性，打开生命的格局。相信三和书院会越来越好！希望有更多的士子，一起"荷担中医家业，传承文化之美"！

信愿行，操作改变状态，让生命之花绽放

二届同有班　赖梅生

我是南方医科大学中医药学院一名老师，副教授、副主任医师，走进三和书院，似乎是个偶然。因为我的一个学生参加了一届医道传承的学习，我看见了她的进步，也间接学习到了刘力红老师传讲的内容，发现那正是我这些年苦苦探寻的方向，是我欠缺的，也是院校教育中缺失的部分，而且慕名刘老师已久，于是毫不犹豫报名，也庆幸成为第二届医道传承同有班的一员。

2018年10月，我们结束了一年多的学习。在北京参加毕业典礼时，我作为广州班的代表，分享了题为"信愿行，操作改变状态"的学习心得体会。毕业至今三年余，不断品味与践行，对书院所传授的医道，信更深，愿更大，行更勤，在日复一日的操作践行中，看见自己的成长。

1. 信：是改变自己，努力前行的力量

我们这个班叫医道传承，可《黄帝内针》一书中说："可传的非道！"那什么是可传的？"信是可传的，信道之心是可传的。因为有信无信，那是天壤之别。"再回顾刘老师这些年来的分享，最重要的是让我们感受到、体验到，以儒、释、道、医为代表的中华传统文化落实到日用后产生的力量，通过习字、导引、吐气法，身心产生了巨大变化，并用内针等一些可操作的方法，产生了很好的疗效，从而树立了我们对于中医的信。我个人体会，建立信是第一位的。

内针是建立对中医信印的最好方法。结合多年教学中的思考，我认为当下中医教育存在的最大问题正如刘老师所言，按西医的模式来教学，过分强调先搞明白疾病的来龙去脉，导致学生们实践太少太晚；而见习

实习时，又缺少优秀的中医来带教，对中医的热情与希望一次次被打压，在毕业实习那一年降到低谷。而三年规培，大量西医诊疗技术的应用，缺乏中医理法的教学与实践，又有一大批人失去了对中医的信。

作为大学老师，对于培养的人才一个个流失很是痛心。在刘老师的感召下，我想作为三和的学人，应该为当代中医的发展尽一份自己的力，从够得着的地方入手。于是 2018 年 9 月开始，我每学期都在南方医科大学开设《黄帝内针研习与践行》的本科生选修课。目前已经完成了 8 期的教学，300 多人完成学习，大部分同学已经能够较熟练地运用内针来帮助身边的亲朋好友。我想，通过内针的教学与应用，帮助广大学子找到学习中医的信心。

广传，一定不能限于学校教学，而是要面向社会。而自媒体的兴起，正好给了我们宣传中医非常好的工具，于是我通过微信公众号、抖音等各种平台发布小视频，进行直播分享，让更多的人通过内针走进中医，了解中医。星星之火可以燎原，我想，能影响一个是一个，日积月累，会有更多的人爱上内针，爱上中医。我想，南方医科大学会因为我而更美好，会因为内针的引入而让更多的人受益。

2. 愿：是引领人们勇敢前行的明灯

这些年来，我们感受着以刘老师为代表的三和人忘我的付出，体会着"为生民立性命，为往圣继绝学"的共同使命，这份使命让我们每个人在心中都发下了许许多多、大大小小的愿望。刘老师强调要发大愿，天天发，初时可能觉得空洞。现在想来，自己走过的岁月，自己当下的成就，不就是在一次次发愿中成就的吗？前些年看过一个视频《秘密》（*The Secret*），人生成功的秘诀在"吸引力法则"，其实就是心想事成。从考研成功，到南方医科大学执教，再到副教授，到开工作室，很大程度上是心想事成。

再后来，作为助教，参加了刘力红老师在大理开的黄帝内针基层骨干公益培训班，每天晨读《大医精诚》，文中"誓愿普救含灵之苦"之类的句子一遍遍洗刷心灵，心中对于"明医"的向往越来越清晰。毕业后的日子，我循着老师们指引的道路，回归《黄帝内经素问》《灵枢经》和《伤寒论》的学习，与三和的同仁一道，坚定走在成为明医的路上。道路是正确的，前途必是光明的，我深信不疑！

3. 行：就是要践行、要落地，学以致用，否则一切将成空

我已许下"为中医崛起而努力"的愿望，信深行远。坚持开设《黄帝内针研习与践行》

选修课，吸收往期优秀的学生作为助教，将教学成果转化成一个开放课程，让更多的人了解内针，学习内针，为三和书院储备一些人才。在教学过程中不断将书院所传授的医道传承下去。我要不断学习经典文化，在文化中找寻力量，努力提高自己的临床水平和教学能力，用疗效说话，打造个人中医特色，用案例疗效去打动他人，让我的学生爱上中医，信任中医，应用中医。很欣慰的是，我女儿如今也在南方医科大学中医传承班开始正式学中医了。

4. 操作改变状态

前面讲了信愿行之我的理解，我想再分享我时常挂在嘴边的一句话"操作改变状态"。有一次大课后，班主任许竹如老师在讲到"吐气法"时强调，唯有不断地去操作、练习，并且去觉察自己当下的状态的变化，才能不断改变自己的状态，使自己站在更高的坐标系中去观察一切，生命之花才会更好绽放。那一刻，我的心被深深触动了，回想起刘老师之前授课的许多关键点，如坚持去导引，去感，有一点"感而遂通"的感觉。现在，我经常将这句话分享给我身边的朋友、学生。"信愿行，操作改变状态"已经成为我的座右铭，与另一句"人生犹如爬高山，起伏间成就精彩！"相结合，一定会伴随着我今后的人生，让每一天更加精彩、幸福、快乐、满足。

"道不外求"，不外求，向内看，即《大学》所言：正心诚意、格物致知。格物即是格除心外之物，就是"时时勤拂拭，勿使惹尘埃"，使心如明镜台。透过书院的学习，沿着老师们提供的种种学习方向、资料和线头，如今的我找到了这样的一种"格物致知"有效的方法，那就是每天花时间简简单单练习导引、吐气法和打坐，来修自己的心，遇见更真实的自己，找回本心。

值此书付梓之际，再次感谢刘老师等诸师的引领，而我想对老师们最好的回报就是去践行，去分享，让更多的人因我而变得更好，有更多的朋友因此也能有缘进入三和书院来学习，成为中医的传承者。信愿行，操作改变状态！我们一起努力，让生命之花尽情绽放。

医道传承是向内探求的路

二届同有班、二届三和班　莫斯阳

1. 中国文化开显内求之路

回顾自己在书院学习这些年，实在是感慨万千。中医的种子早已种在心底，但苦于自己不是科班出身，又不知从何入门。内心的呼唤与现实的状况不断碰撞拉扯，导致当时的自己无比焦虑、纠结、自卑、迷茫，感觉自己一辈子都无法从事内心真正认可热爱的事业。总之乌云密布，看不到一丝阳光，直到遇到了三和书院。

二届同有班最终的面试，江滨老师问我："你为什么要报考三和书院？"这个问题像一记重锤，砸进我的心里。没有丝毫准备的我，只能是如实表达当下内心真实的感受——刘老师在《五行针灸指南》序言中说："作为炎黄子孙，我们为中医做了什么？我们能为中医做些什么？"而我自己也想为中医做些什么。

当时触动自己内心真实的表达，自卑与勇敢，迷茫与清晰，焦虑与坦然，纠结与笃定，各种复杂的情绪相互激荡，随着止不住的泪水流淌而出。虽然当时也不知道自己能够做些什么，但可能与老师的发心有了些许相应。当时自己乌云密布的医道传承之路开始透入一丝丝阳光。

不久后如愿进入二届同有班开始学习，老师课堂上讲的中国文化，不断地洗刷我的内心。

老师不止一次地谈过，文字是学习中医的诀窍。既然"中"如此的重要，那么文字的含义或许可以更好地帮助我理解"中"所蕴含的内容。文宗字祖许慎先生的《说文》讲："中，内也。"这个结果对于我来说无比震撼，我曾猜测过中这个字的诸多含义，万万没想到居然是内外的"内"。

中医是根植于中国文化，中国文化强调中正平和，能够回归启用中，才能有正，才能有平，最终才能致和，达到和谐。如此重要的中，它文字的含义就是内外的内。比起外，中国文化更强调内，就是因为更强调这个中。中国文化的开显，说明要回归启用中，这个路径的方向一定是向内！这一点板上钉钉，毋庸置疑。

《易》曰："君子慎始，差若毫厘，谬以千里。"我想除了讲发心之外，讲的也是方向。一旦开始的方向一错，越是用力越是坚持，走得越远，偏离目的地就会越远。从这个时候开始，我才慢慢开始意识到，医道传承是一条向内探求的路。同有班每一次大课作业我都结合老师所讲的内容，从方方面面去感受和品味这个向内的方向。

2. 对中医有了感觉

医道传承向内探求的这个方向，让我不由得想起践行有些时日的导引。2015 年 9 月，刘老师第一次在南宁讲导引，我有幸在现场收听。导引操作极其简单，而强调感通。老师视为珍宝，现场操作我却没什么感觉。但也在一位同仁"没有感觉也是一种感觉"的启发下，决定回去坚持操作。

践行中就发现，当我放下对于所谓有感觉的执着，只管去做的时候，所谓感觉也在每日的践行中不断酝酿和积累。时而手麻，时而胸口堵，时而入睡很快、睡眠很沉，时而咳嗽冲破胸口的淤堵直接咳得坐了起来……各种各样奇妙的感受，让我在向内探求这条路上有滋有味。

当时六六老师发起了一个冬至导引的倡议，我也兴致勃勃地参与。在那个阴极生阳，天地阴阳转化的特殊时空，感觉起来之后，我左侧膝盖曾经导致"前十字韧带断裂""半月板损伤"的伤痛处疼痛异常明显，不久右侧肘部曲池的痛点也同样明显。左膝右肘的两处痛点就像漆黑夜空中，两颗最亮的星，遥相呼应。当时《黄帝内针》还未出版，但从当时有限的了解中是有"以左治右，以右治左"的内容。现在回想，当时从导引入手，短暂地开启了直接传承的一丝门缝。让我能够体认黄帝内针的至简至深，并生起真切的信心。

得益于导引践行的积累，在 2015 年年底学习艾灸，当时作为小白的我第一次尝试艾灸。手持艾条对着穴位转圈施灸，能够明显感受到有一股气在顶着我拿的艾条。我试图稍微用力往下压艾条，距离皮肤近一些，但没想到根本压不下去。而且事实上燃烧的艾条和被灸者穴位皮肤之间确实没有任何的有形物质。

有了这样切身的感受，当时我就明白，原来这就是中医所说的气！中医的气、阴阳这些概念是真实不虚的。可能我们没办法看到，但不代表它们不存在。或许通过感，感而遂通，是能够真切感受到的。就像天上飞机的航道是看不见的，但通过某些仪器频段、某些特定的方法是可以探测到，可以反映出来的。回过头来再细细品味，导引十指连心搭在膻中的操作，其实就是形体上的内求。由形体，身的内求，进而引动启用心的内求。身心的和合或许就在这个过程中逐渐趋同共振，氤氲化生。

最近刘老师给西医同仁的一次讲座，谈到应该怎样学习中医及中国文化。老师很重要的一个表达就是"有感觉就好办，最怕的是没有感觉"。回顾往日大课熏习、导引践行、品味思考的点点滴滴，都在培养锻炼我对中医的感觉。可能在中医的理法方药上，我还有诸多不足，有些甚至还没入门。但是如果要说对中医有没有感觉，我的回答一定是肯定的——我对中医有感觉。正因为对中医有了感觉，才能对中医生起不可磨灭的信心。对中医的信的建立与培植，由师口耳相传，有理事印证等。对于每个学子内在来说或许有感受，感而遂通至少是必不可少、至关重要的部分。

3. 家庭生活的变化

我是单亲家庭的孩子，父母的离异让原本三口之家的每个人都积压酝酿着或多或少看似说不清道不明的负面情绪。尤其是面对与我朝夕相处的母亲，我觉得母亲从小到大埋怨否定我，母亲觉得我情绪激动，抵抗强烈，无法沟通……我非常想从这个看似无解的死循环里面走出来。

老师在书院大课中讲到，土德在中。最败坏土德、最伤中的就是负面情绪——怨。怨人伤脾，最能败坏土德。既然中的含义是内，方向向内才有中。那么与之对应的负面情绪怨，它的方向就向外。怨就是最根本的方向向外的负面情绪。

常见的"都是你的错""你不那样，我会这样吗""你先那样，我才这样的"，实实在在都是怨。如果把负面情绪的根本原因归咎于外在，正所谓哪里有压迫，哪里就有反抗。向外的负面情绪所带来的压迫，必然带来与之对应的反抗。刘老师多次强调声音是文字的灵魂。正所谓"音同则意通，音近则意连"——怨者，远也。两个人负面情绪相互碰撞纠缠，只会让彼此的关系紧张、冷漠，渐行渐远。

化解怨的方式，就必须得反过来，用方向向内的正能量。《孟子》讲"行有不得，反求诸己"，简单明了地指出了行持的方向与方法。正所谓"仁者爱人"，人之所以为人，是因为有仁，有仁心。《礼记·射义》将射称为仁之道，并做了进一步的解释："射求正诸己，己正而后发，发而不中，则不怨胜己者，反求诸己而已矣。"反求诸己就是践行体现仁心的不二途径。

古圣先贤更有基于反求诸己，进一步提炼总结出的"认己不是"与"找人好处"。我更有感受的是找人好处，正所谓找人好处暖心。我们之所以负面情绪不断积压酝酿，时不时忍无可忍爆发，很大程度上是因为看的都是别人的不是，看人不是会寒心，觉得"别人对我这也不好，那也不好"。《素问·灵兰秘典论》曰："心者，君主之官，神明出焉。"正所谓"君要臣死，臣不得不死"，寒心就会使得君火不明，只沉浸于自己的痛苦中，违抗本心地选择对抗、报复、破罐子破摔等负面情绪和做法。

反过来找人好处则暖心，要多找对方的好处，找到了还要时常回想别人的好处，并且尽可能在生活中表达出来。"良言一句三冬暖，恶语伤人六月寒"，讲良言，说爱语，我称之为正向表达。正向表达带来正向的理解和正向的感受，或者说正向的理解与感受更容易与正向表达同频共振，其实都不出同气相求的原理。

当我真正认识到自己内在的障碍，坦诚承认自己的错误，真做实行去改正。那个看似无解的死循环不知不觉好像就被打破了。一直以来都认为自己是受害者，要真正认识到自己的问题，并承认错误真的非常非常艰难。但我相信只要反求诸己这个内求的方向没错，一次次事上地磨炼，一定会得到传承力量的帮助，破除内在坚硬的障碍，由内而外收获完全不同的气象。

以前母亲用她所做的一日三餐、买菜、打扫等表达她对我的关爱和付出，我丝毫不领情，甚至还自以为有理，觉得我要的并不是这些。如今我勇敢地突破以往内心的障碍走进婚姻，真正逐渐承担起家庭的责任，才真切地感受到杨师说"孩子是永远无法真正理解父母的，直到有一天他们真正成为父母"的真实含义。这个过程中大小事情的操心办理，母亲都在精神、经济等方方面面尽她所能对我们提供极大的帮助。

用心品味找到的这些母亲的好处，看似平淡而繁复的内容，不是真心地关爱和付出，是无法日复一日、年复一年地去操持这些事情的。此时我才明白柴米油盐皆是诗——真挚坦诚的关爱之诗。找人好处的温暖在我们内心流淌，也必然会在我们的工作生活中浸润弥漫，点滴浇筑构建起爱的城堡。

4. 走自己的中医之路

从二届同有班、三和班，到现在经典中医临床研修分院，在书院不断熏习的这些日子。诸师的引领与谆谆教诲，让我从以前自卑、迷茫中逐渐走出来，变得自信且坚定。至少跟以前的自己相比已经是完全不同的生命状态。

刘老师在最近某次经典课程中讲："有心就好办，有心他（暂时）没这个东西，终有一天都会找到。我们有心了，心会帮你去寻求。"虽然同有班面试那个当下我不知道自己能为中医做些什么，但回过头看似乎冥冥中自有安排。就像老师所说的，只要我们有心，这个心一定会不断引领我们在医道传承之路上克服万难，不断前行。我不再像以前看到他人的成就对比自己的现状而感觉焦虑与自卑，我决心走自己的中医之路。

写到这里不禁想起自己很欣赏的一位演员王劲松老师，他在谈及自己演员生涯，塑造了很多令人难忘的经典角色后，他是这么说的："为了林耀东这个角色，我准备了三十二年。回想我自己的演员生涯，我非常庆幸，庆幸的一点就是，我走得可能不是那么快，但是我没走错。"虽然我的中医之路还没走过三十二年之多，但我内心很庆幸，也很清楚，我走得可能不是那么快，但是跟随刘老师，跟随三和书院，我深知这条路我没走错。

近一两年内心有一个感觉，并且越来越强烈：相比于越是尖端越是人才紧缺的高精尖科学研究，中医、中国文化的复兴崛起、守正创新或许来自另一个方面，来自更多与你我一样普通人日积月累的生命实践。生命长久的践行体认带来真切、不可磨灭的感受。当越来越多人的生命实践都不断印证中医及中国文化的传承，会有越来越多的人加入这条生命的河流，奔涌向前。书院的教育传承或许就是这其中的主力军。

今后我们一边共同前行，一边拭目以待！

难以忘怀在三和书院的日子

三届同有班　廖宁

认识中医是从阅读刘力红老师《思考中医》开始，相信中医是从走进三和书院开启。人生短暂，三和是我人生的重要驿站，曾在此驻留学习、交流、成长，皆是一种缘分。收获颇丰，感动至深，改变许多。

1. 感动

刘老师的十次大课让我记忆犹新，每次听课我们都会被刘老师的真诚所感动，真诚、朴实、谦虚、善良、正直。看似没有主题娓娓道来，但是那是植入心灵的一次次震撼，"此时无声胜有声"。在追求名利的大环境下，这样分享简直就是少有的"另类"。无需粉饰，不必造作，心平气和，入脑入心。无论是在校迷茫的学生，还是职场奋斗的中青年，在此不分执医和非执医，不论中医与西医，通过"三笔一面"的三和学子们来自各行各业，面对传统中医文化渴求，执着人生目标追求。我们相聚在没有围墙的三和书院，去倾听，去交流，去感动，去自省，去明理，去改变，完成"为生民立性命，为往圣继绝学"士子的使命。

2. 践行

刘力红老师用自己学习和人生成长经历传道授业解惑，满满正能量，很多事情可以让我们照见自己。学习目的是让学问上路，践行过程最终要与自己和合。从心出发，重新认识，生命每天如新。

反求诸己包含了人生大智慧。以前遇到事情，我总是会埋怨对方，不良情绪直接影响生命状态。反求诸己让我学会换位思考，向内寻找自我原因，一切纠结自然会烟消云散。人生在世，我们在内心人为设置了很多"枷锁"，纠结形成了一道道过不去的"坎"。如果矛盾双方相互之间给个台阶和道歉，"退一步海阔天空"可以扭转僵局，放下心中芥蒂，转身释然，雨过天晴，其实并不难，正如刘老师讲的"找好处开了天堂路，认不是闭上地狱门"。生活中处处皆为学问，大道至简，生活变得有滋有味。

中正和平，家和万事兴。家是我们安全的港湾，无论走多远，都是我们出发和回归的地方。因为有父母亲人在，家才算圆满。刘老师讲夫妻之间如同阴阳，婚姻需用桂枝汤法调和阴阳。"幸福的家庭都是相似的，不幸的家庭各有各的不幸。"平淡生活免不了有冲突矛盾，家绝不是讲理的地方，无休止争吵各执一端，阴阳离决则日子永无太平。执其两端，以和为贵，中正和平。夫妻之间、父母与子女之间的关系需要阴阳和合，为此我言传身教为儿子儿媳做好榜样，婆媳之间关系相处非常融洽。我的经验是将儿媳当成"女儿"养，就不会有什么太多矛盾。《素问·阴阳应象大论》曰："阴在内，阳之守也，阳在外，阴之使也。"夫妻是对阴阳，各自守土尽责。作为女人应尽坤德本分，守护土德责任，过好日子，和谐家庭，幸福安康，修身齐家。

3. 成长

毕业快两年了，回忆起在三和日子感觉很温暖幸福，因为那是一段有爱的时光，获得一种积极向上的力量。课结束，班还在，人未散。三届同有北京1班大家庭里，至今依然保持微信联系，谈谈学习工作生活体会经验，因为疫情更多了些彼此牵挂。我们相约每年开展班级集体抄写经典活动，是维系着全体同学的桥梁纽带，检验同学们习字功课的效果。同学们在繁忙中坚持每日三项功课（诵读、习字、导引），见证学子们各自的快乐成长，延续三和精神。刘老师说"弄假成真"，我们相互鼓励，真诚对待，共同前行。

三和同有班实为医道传承，而非学习中医术法。培养真正中医人才，首先要拥有中国传统文化底蕴。学会如何做人成为同有班首要任务，三和班人才培养阶段是为三和中医专业人才培养奠定基础。中医通业教育和专业教育需要因材施教，三和给学子们提供了多项学习选择，铺路搭桥，指引方向。如今，同学们毕业后自主选择三和中医法脉传承培训，参加各种读书会、校友会、公益活动，受益匪浅，潜移默化，感同身受。聚是一团火，散是满天星。感恩三和，成长比成功更重要！

4. 实践

完成三和书院同有班学习后,我开启传统针法学习模式,退而不休。除了完成书院每日三项功课和健身功法外,每天要完成背诵学习中医经典,每周两个半天在社区卫生服务中心临床跟诊学习,整理跟诊记录,分析病案。每天学习生活非常充实,心情愉快。我平时已经能用针灸为家人解决常见病和慢性病问题了,努力实现"家家自学,人人知晓""人人知医,天下少病"的美好愿景。

从理论到实践,再从实践到理论,我亲身感受到中医经典的魅力,领悟中医的博大精深,体会到中医治病救人的自信。古人给我们留下了很多宝贵的中医文化遗产,需要我们去继承发扬。在临床中遇到问题,我会查阅经典,虚心求教,反复实践。社区医疗机构是临床实践中医绝佳道场,患者依从性比较好,病种以常见病和老年慢性病为主,能够发挥中医全科优势。望闻问切四诊合参,辨证阴阳表里寒热虚实,针药并用疗效显著,我们赢得患者认可和信赖。当受到治愈患者称赞针灸神奇时,我会解释道:"不是我们神,而是中医神。每个人都有自愈能力,医者只是扶了您一把而已。" 中医针灸简便验廉,疗效才是硬道理,让普通百姓感受中医体验,让全社会逐渐认识相信中医,我们用行动在实践和发扬中医。同时,我们不排斥西医,与西医处理好关系,取长补短,相互学习交流,发挥各自优势,共同努力为患者解决疾病痛苦。

刘力红老师曾经讲述杨海鹰老师的嘱咐:"生命的究竟是什么?生命的究竟不过就是对自我的认识,而自我的认识必须在利众的过程中获得完善。"刘力红老师将自己捐给了三和,实现"去我"志愿。作为三和学子,谨以践行回馈三和与社会,此生足矣!

桃花潭水深千尺，不及书院待我恩

三届同有班　杨向军

三和书院，一个让中医学子们向往的地方，她给的抚育，足以让人受用一生。从她诞生以来，就注定不凡。我，何其有幸能入于斯，学于斯，成长于斯！今值本书即将付梓之际，作为书院毕业学子，我想聊聊我在书院的成长以及与她结缘的前前后后。

首先我想聊聊我与她结缘的前因，那就绕不开要谈谈我学医的经历。那时书院还没有成立，但学医的因缘却和书院有着撇不开的关系，因为学医的肇始就是由一个人开始的，这个人便是敬爱的刘力红老师。由着刘力红老师而入，便亦进而从老师身上的法脉而入了，举凡《开启中医之门》《圆运动的古中医学》《扶阳讲记》等就是我的中医启蒙之作了，所以说从一开始就和书院建立了不解之缘。今日思来，这是多么的幸运啊！书院在读时刘老师曾讲过学中医的人是祖上积了八辈子的德才有的因缘，我信其然。

初中时，多嬉随，所以也就无缘高中。父亲说退而求之，为糊口计，所以学药于甘肃省卫生学校三年，所幸在此未敢虚度。后实习于广州，这才有了与中医的因缘，所以我经常说广州是改变了我人生的转折点，这一年我18岁。事因是这样的，一同事，工作多用成药，效佳而客众，闲暇喜读书，故尔相与谈。她给我大致讲述了刘老师以及《思考中医》大略，当时我对刘老师如同武侠小说里拜师学艺的经历充满了好奇，一时脑子里过往的都是拜师学艺的片段。想着有朝一日，自己也能拜师学艺。同时，她拿另一本书让我看看，这本便是《圆运动的古中医学》，封面折页上有刘力红老师、李可老中医、卢崇汉教授研讨中医的照片，心里想着，这肯定是高手，书是李老主校的。适一开篇就谈到了气的升浮降沉，对这个当时不明就里，但是其谈到的窑洞地窖冬暖夏凉我却深有体会，而其道明的原因就是因为阳气的升浮降沉造就的，是啊，出生在农村的我对窑洞地窖是再熟悉不过了，原来它的冬暖夏凉就是阳气的不同阶段形成的。这让我第一次有了对理论证诸实践的认识，也深深地被它吸引了，从此便开始了我的学医之旅。今日思来，这是一个什么样的缘分造就自己有这么一场际遇，确实是祖上有德啊！

有了上述之机缘后，首先是自学了一年，后又拜了一位民间中医周文仲先生学医，这一阶段持续了三年。在此期间尚属勤奋好学，传统文化受南怀瑾先生影响最著，泛览了南先生选集。彼时同学大有复见"吴下阿蒙"之感。学医也是日勤不辍，在书本外，网络搜索刘老师、李老等名家讲座，诸如《扶阳论坛》《全国名老中医临床经验高讲班》等。且在春节休假期间，大胆临证，收到好的效果反馈，所以逐渐加深了我以医为业的信心。这时候我便多方搜求可以上学的地方，综合考虑，回到了甘肃，求学于甘肃省中医学校。

毕业后，一股初生牛犊不怕虎的冲劲，凭着历年假期实践的人气，我开始了传统中医的工作，一张桌，两把椅，三根指头，今日想来这无非是《思考中医》给我带来的自信。毕竟中医临证的路就这样开始了。在这期间，我始终关注着刘老师及其团队的发展，比如2011年南宁成立同有三和中医机构，2014年成立的北京同有三和中医药发展基金会，2015年成立的南宁同有三和中医门诊部，并关注着其公众号，为什么这么孜孜汲汲呢？因为心里始终想着与她进一步结缘（记得第一次大课后，我自荐当了小组组长，在班委会后我帮助收拾场地，帮忙拿设备时有同学问我，是如何得知三和书院的呢？我答曰"我一直关注其动态，一有风吹草动便也知道了"）。正是如此，这个令众多中医学子等待的机会来了，2015年三和书院医道传承项目开始招生了！一届、二届，我只是临渊羡鱼，因为四个现场班离我太远（彼时，我的条件还未能远赴，所以也错过了在南宁的多次经典班、专科班），而网络班又不能解我的渴。但是对于入学书院，始终在准备着，而机遇就是这样，她悄然而至，三届招生，西安有现场班了，这一刻，别提多高兴了！随即填写提交了报名表，静候着审核的结果。

相信每一位报考学子都同我一样，在"三笔一面"期间，总是翘首以盼书院鸿雁的来临，其心是忐忑的，是急切的，所幸经过考核，入学书院。记得二笔前，时值儿子出生，其每夜惊惕不安，祖母授一法，艾灸囟门三壮，儿子遂安。二笔时，结合要求，述此启发，我便做了题为《从中医的简便廉验谈全民皆医之愿望》的答卷。也记得在面试时，赵江滨老师问我：一笔的答卷是你独立完成的吗？我答曰是。后又问：你能坚持到现场上课吗？我答曰可以。

我也用实际的行动证实了我的承诺，从日常功课到大课学习，从参与游学到组织游学，也活跃在班级的团建分享活动中。入学书院后，同学们都获得十足的成长，就我而言，我也得到了未尝有过的欣喜。因为作为业医者，道（理）和术（事）两方面都得到了很大的进步，在道上的进步，来源于身心的变化，这个过程就是一个明理过程。当然这个过程也是悄然的，也并非自己所察的，这是身边人的感受。也是由此切实的变化，在四届时，同学、朋友报考了七八位，也有四位经过了考核，被录取了，这其中包括我最近的"邻居"。呵呵，那么就此而言，回忆起来，在起心动念处用功的，我举两点为例来谈，第一点去我，第二点求己。

首先谈去我。这是在复习备考书院时，就已会心惭愧的一处，这是《思考中医》四版序的第三部分题目，刘老师如是说："去我是开放生命的过程，是展现生命的过程。因为去我，生命的格局变得广大；因为去我，生命获得升华。"掩卷思之，去我又何其难，正因为难，故为可贵。就我而言呢，每每不离我执，愈病后也要谈我怎么怎么样，把病患治愈云云，便有居功之心。至此后渐将此心放下，只想古圣前贤之功绩，中医之伟大，何敢愧言我如何！在生活当中，亦是如此，为事而我将如何如何，去我不好吗？太好了，无为的过程阳光便自然播洒了。至此想起王阳明先生名句"破山中贼易，破心中贼难"了，这个贼就是"我"。

其次谈求己。刘老师在第一次大课时便谈到了反求诸己，引用如下："射者，仁之道也。射求正诸己，己正而后发，发而不中，则不怨胜己者，反求诸己而已矣"（《礼记》）。谈到了仁道就是求正诸己，我们中医不正是仁道吗？我们比任何人都需要求正诸己。反求诸己了，也就不怨人了。大课时，听到此处，内心一动，十分惭愧，自己往往求全责备于他人，未尝自问无愧于己，这是省身良药，时时应服。由是也想起了著名中医学家岳美中先生一联："治心何时能忘我，操术随时可误人"。

刘老师经常谈到"理事不二"，在授课时刘老师谈过他拜访国医大师朱良春先生时，关于道术的论说，其云："道无术不显，术无道不远。"上面我简要谈了书院给予我理（道）上进步，接下来我聊聊事（术）。

因为学医开始，就是从刘老师所持这一脉而入，倏忽十余年。尽管业界还存在这样那样的声音，但对于我来说，一直在求索着，求证着。在书院期间，刘老师讲着讲着，便不时地流露着对卢师和钦安卢氏医学的赞叹。在 2014 年时，我有了扶阳不是简单用些温热药而已，肯定有其更为深邃的理论的疑问。刘老师的赞叹，激励着我对此的认识和对该法的探求，由于理事的印证，在临床上每每收获着喜悦，也收获着病家的信任。但对于更进一步的深入，始终未能突破，从此便有了一个瓶颈。为了解除瓶颈，我便报名参加了南宁同有三和中医门诊部的"百日筑基"进修项目，跟赵江滨老师学习，这不去不要紧，一去如棒喝。

临证以来，一直宗从扶阳法脉，走经方的路子，收效亦可，书院在读时，日诊也有五六十人了。这对于我们这样一个小县城而言，已经为街头巷尾所议论了，毕竟年龄上还与"老中医"相去甚远。据县志记载，我县早期四大名医之首权执中先生"30 岁即为全县著名中医"。虽然如此，但真正对扶阳法脉有正确的认识是在"百日筑基"进修后，原来自己一直在后天之先天上思考，也就是仍落在温补的圈子里打转。就跟诊学习所见次第观、层面观而言，反观自己平日诊疗，真是粗疏难堪，令人惭愧不已！每每在这样的时刻，赵江滨老师给予了我春风般的教诲，江滨老师慰言道："也不能把自己一棒子打死，都是这样过来的。"

在赵江滨老师的带教和指导下，写作了 13 篇进修感悟，这是跟诊学习结合温习经典的结果。在这个过程中，我也认真梳理了自己学习扶阳法脉过程中的要点，其中很多的启发来源每周两次的病案讨论。这一次学习也让我看到了心目中中医的样子，借此才算真正开启了我的中医之门，说这话，也并非矫情，是我内心真实的感受！在原来，虽曰辨证论治，但更多的是想是证用是药，而不是认证之有真凭实据，处方之有的据。回来后，别开生面，时时落在了一元旨归上，脉法药也渐能相扣。一同学跟诊，亦有我跟诊时的感慨。当然，目前还处于学步阶段，但仅仅如此，日诊也近百了。这虽然不能说明什么，但是有效率确实显而易见。这不正应了《插秧诗》中那句"退步原来是向前"吗？

"桃花潭水深千尺"，说的是李白表达对汪伦的感谢。而于我而言，三和书院在我的生命里，亦有如此深刻的意义，已然是我成长路上至关重要的一程。这一程，不单影响了我个人，借此亦可有助于更多的人受到恩惠。至此，我想起我们小组的名字"北斗七福组"，我们在介绍小组时，就有此愿望：我们受到书院的恩惠，我们更希望能将此福慧承传更广。最后感谢书院的培养，感谢所有老师的付出。

三和书院公众号"学长风采"精选

《我在三和学到的真本事就是——如何过好日子》

《明师与坚守——三和书院学子左乔建分享成长之路》

《中医就是守住"中"——三和书院学子左乔建分享成长之路》

《痴心不改中医梦——三和书院学子乔伟分享成长之路》

《阴阳和合，美在其中——三和书院学子乔伟分享成长之路》

《"以前争强好胜，打击人唯恐不够彻底"，因为一件事，一切都变了》

《"每天做功课有什么用，脾气还不是一样……"，评论绝了，再推一次！》

《结缘三和，我心光明》

《学习与坚守——医道传承上海班"老带新"分享》

"学长风采"
精选

第二章

传道授业 大课回放

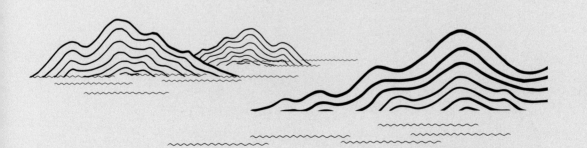

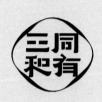

编者按：四届同有班已圆满毕业，关于大课的内容大家却常看常新，回味无穷。因篇幅有限，本章着重记录了第一次和第十次主干课，择取第二次到第八次大课部分精彩视频片段，以飨读者（扫描下页二维码即可观看）。

四届同有班主干课
精彩视频片段

· 2021 年 7 月 3 日·四届同有班第二次主干课：刘力红老师谈礼
　　乐与针药

· 2021 年 7 月 25 日·四届同有班第二次辅助课：付海呐老师从"道
　　气象形器"角度谈中医

· 2021 年 9 月 12 日·四届同有班第三次主干课：刘力红老师谈五
　　行生克制化

· 2021 年 10 月 23 日·四届同有班第四次主干课：刘力红老师论
　　痰与君相二火

· 2021 年 12 月 12 日·四届同有班第五次主干课：刘力红老师谈
　　治病与治人

· 2022 年 1 月 8 日·四届同有班第六次主干课：刘力红老师谈和
　　而不同

· 2022 年 3 月 19 日·四届同有班第七次主干课：龚琳娜老师谈民
　　歌唱法溯源

· 2022 年 4 月 17 日·四届同有班第八次主干课：刘力红老师论
　　伤寒

一、四届同有班首次主干课·上海医馆

2021 年 5 月 29 日

2021 年 5 月 29 日上午，大家期盼已久的三和书院医道传承项目第四届同有班第一次主干课程在上海同有三和医馆开讲。本次课程由刘力红老师主讲，六六老师担任分享嘉宾，北京、上海、广深、南宁、西安、郑州现场班及网络班的诸位同仁通过网络直播一同收看了本次课程。

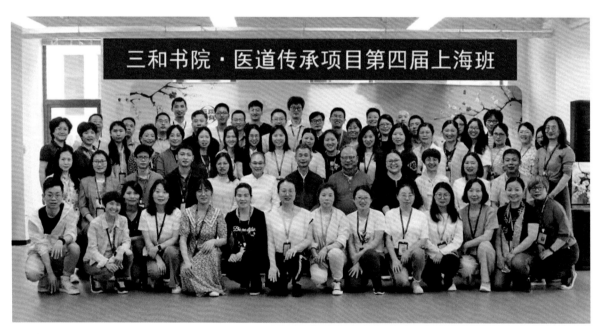

四届同有班第一次主干课程·上海班合影

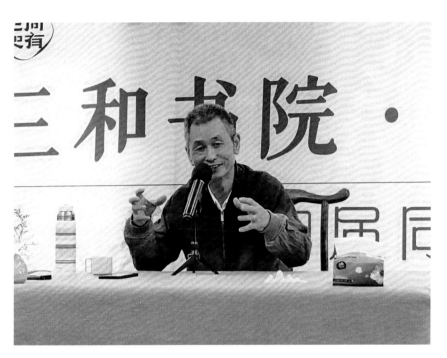

刘老师现场授课

　　上午的课上，刘老师首先回顾了同有三和的历史，就新冠肺炎疫情的"不确定性"，阐述了中国文化以及中医的价值就是让我们从不确定性中找到确定的东西。比如"疫"字从"役"，《素问·刺法论》云"五疫之至，皆相染易"，《说文》云"民皆疾也"。在中国古代，因为交通等种种限制，民众天然就是相对隔离的状态，只有服劳役或者兵役的时候人员相对聚集，这便构成了疫情传播的条件。这样一个"疫"字，所有的信息都在里面了，文以载道，疫的反面就是非"役"，因此隔离对于疫情的防控来说是具有确定性的。

　　接着，刘老师还分享了自己的初心。小时候随父母下放农村，有一天秋收的时候走在田埂上，看着地里金色的麦浪，感觉好美啊！突然内心里涌出来一个念头：想把这个美写出来分享给大家，也就是想把这么美好的东西呈现出来。之后因缘际会，学习了中医，并遇到了第一位师父李阳波，就想把师父的美分享给大家；再遇到卢崇汉师父，遇到五行针灸，遇到黄帝内针，遇到高圣洁老师等诸位明师，人生的使命都跟最初在田埂上这个内心的涌动息息相关。初心是驱动一个人前行的根本，当人生走到艰难困苦的节点时，会处处充满不确定性，但回到初心上就会帮你渡过难关。而这样的初心，必须要合道，合道才有可能"谨道如法，长有天命"，才有可能"得道者昌"。

对于三和书院的学子，刘老师希望大家都能够牢记我们共同的使命，正所谓"不忘初心，方得始终"，并提醒大家注意切忌自赞毁他，三人成众，"三和"意味着三个人乃至众人之间的关系应当要体现"和"；真正的中医人，要跟西医同仁搞好关系，中西医之间完全可以相互拥抱和分享，共同为全民健康事业做出贡献。

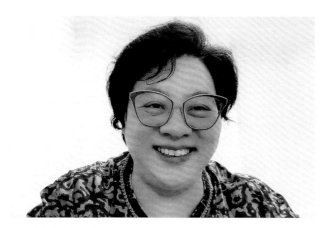

六六老师线上分享

当天下午，六六老师在新加坡连线直播，依旧在爽朗的笑声中，开始了她的分享。

六六老师自述深入接触中医近七年，她是透过中医这个抓手，越走越接近中国文化之道。当下的人生体验告诉她，人走到一定的阶段，都会有一些身心的不匹配。青春期、更年期……这些各种期就是在调整身心的契合度与匹配度。至于怎样调整，有的人会向外求，比如通过肉体的麻痹来降低不适，比如疯狂购物、赌博等；而有一些人会向内求，通过学习去排解对现状的困惑，使身心匹配，达到"和"的状态。前者并没有解决问题，反而带来更多的问题，唯有后者才是一条正确的道路。

随后，六六老师提出了人生三个状态的连环拷问：第一，为什么是我？第二，为什么不是我？第三，什么是我？

　　第一种状态，人处于以自我为中心的状态，当事情落到自己身上时，往往抱怨为什么是我呀，其结果就是不开心。

　　第二种状态，人开始乐于为他人服务，轮不到的时候，难免有点失落为什么不是我，往往下次努力争取为他人服务。帮助了别人之后发自内心的欢喜，这种欢喜，用物质是无法代替的。

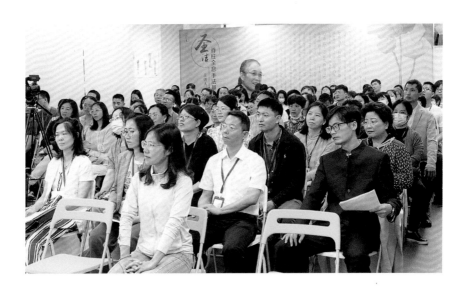

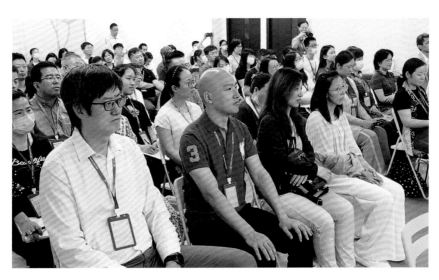

四届同有班第一次主干课程·上海班现场

第三种状态是自问什么是我，如果能想明白了，这就回到终极问题了。终极幸福的意义在于服务他人，从让他人幸福中汲取营养，如果你每一次的选择都执正念，行正果，是利他的、爱人的，你就会得到一个很好的"我"。闭上眼睛，回想一下，自己的一生什么事让你觉得是有意义的，那么请现在就去做吧。

　　最后各班进行了班会活动，通过师生之间的互相交流，来分享导引、诵读和习字等日常功课的心得体会，共学共进。

　　刘老师和六六老师的分享，字字句句都感染着每一位三和学子，我们的内心不断地被老师唤醒，开始认真思考，回顾初心，找到使命，懂得爱，传递爱。

二、四届同有班第十次主干课·北京（蓝地庄园）

2022 年 7 月 9—10 日

倏忽温风至，因循小暑来。

2022 年 7 月 9—10 日，三和书院医道传承项目第四届同有班第十次主干课程在北京如期举行。本次大课由刘力红老师在北京现场授课，并邀请了西方著名中医学者付海呐老师通过网络直播授课。

课程伊始，刘老师首先强调了医道传承的学习方法。一是要一门深入，人生没有捷径可以走，在一门学问里要有所感悟，一定需要一门深入；二是做学问有两条路径，外部实证与内在直觉要内外相和，两者缺一不可；三是要找到适合自己的学习方法，学习始终是自己的事情，要有主动学习和终生学习的意识。

接下来，刘老师分享了天水游学期间对做饭的体会。如何才能做好一顿饭？饭菜的主次和操作的次第有什么讲究？如何才能使食材由生到熟、香、化，最后到和？全神贯注，全力以赴，使自己的心神（君火）与锅底的明火（相火）相互感召，使食物中蕴含的气味能量充分熟化发露出来，最后呈现出一顿健康又让人吃着觉得身心愉悦的饭菜。刘老师

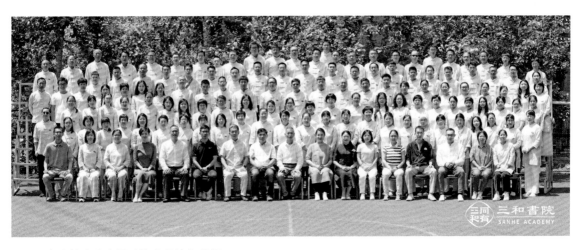

四届同有班第十次大课（毕业典礼）现场

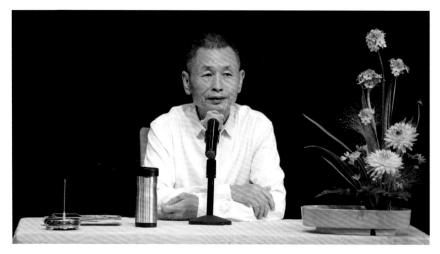

刘力红老师现场授课

以自己的亲身实践与体会娓娓道来，让学子们体会到平时习以为常的做饭吃饭里原来蕴含着深邃的意义，也蕴藏着甚深的医理。

7月10日上午，远在美国的付海呐老师为我们带来了精彩的一课。付老师的课贯通古今、综罗各家，从文化和历史的角度为我们梳理了如"中正平和""天人合一"等医道传承中很重要的理念。让我们感受到大宇宙和人体"小宇宙"之间的密切联系，将自身调频到大宇宙的频率上，才能相互融合，发生感应，进而达到中正平和。付老师对中医和中国文化的深刻体认，不断地触动着在场的学子们。

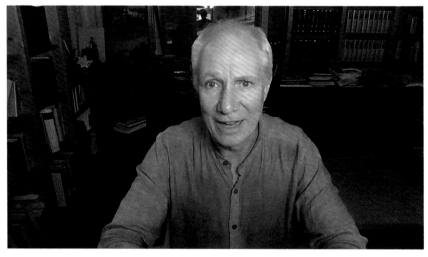

付海呐老师线上授课

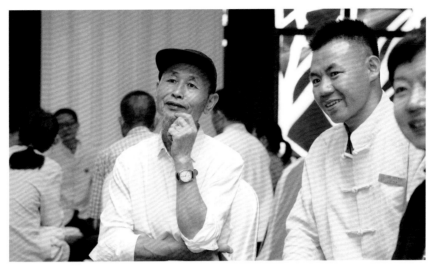

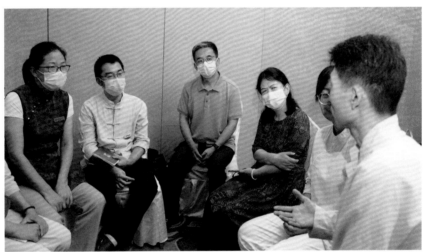

师生座谈会

　　7月9日下午，到达现场的学子们进行了座谈会，大家各自分享了在书院这一年的学习感受和收获，刘力红老师、赵琳老师、解浩然老师等亲自到场参与了此次座谈活动。通过彼此真诚而热烈的交流，大家虽有不同的人生经历，但相互之间都被不同的学习与成长故事感动着。

　　感谢三和书院在这一年多的时间里对学子们的指引，感谢诸位师长的无私分享，正如刘老师所说：希望这一年的学习带来的是惊喜。带着收获的喜悦，让我们继续一路同行吧！

第三章

温故知新　作业品鉴

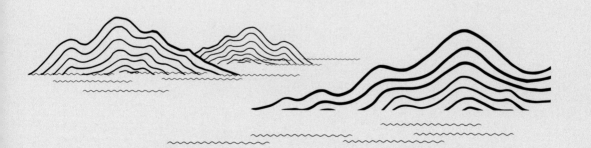

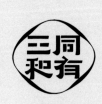

同有三积

编者按：书院每次大课之后的标准动作是『写作业』，此作业与其称为作业，不如说是一种『反刍式学习』。每位同学写下自己的所感和体悟，同时通过班级同学之间互相『品鉴』作业，达到切磋相长之目的。作业中精彩、感人、有启发者众多，特此择取部分，以飨读者。

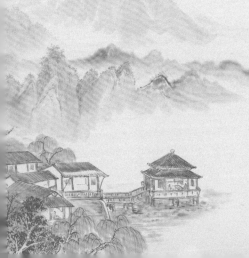

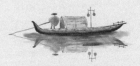

一、作业墙

四届同有班第一次大课作业择录

高梵－南宁班【大课感悟】

中国的传统文化是非常重视"心"的，不论是上到尧舜"人心惟危，道心惟微"的心传，还是后有一代大家王阳明创立的"心学"，以及中医理论中"心者君主之官，神明出焉"，乃至小到我们日常生活中，去做一件事，都强调要"用心"。

前段时间解浩然老师的辅助课程，以及本次的大课，刘老师和六六老师，大家不约而同地都再次讲到了"心"。刘老师说过，不管做什么事，首先发心一定要正。不忘初心，方得始终，至今我仍清晰地记得当初面试时的场景，老师问我为什么想要进入三和书院，我回答道，因为我是三和与中医的受益者，我希望让更多的人了解和认同三和的精神，为医道传承贡献出自己的一份力量。我相信这同样是绝大多数同仁共有的想法，书院的同学们，大家都因为同气，为了同一个目标和使命，"为生民立性命，为往圣继绝学"，在三和的感召下聚集在了一起。

在今年过完春节之后，我便正式地从零起步开始独立坐诊了，这是对自己所学，实打实的考验，在一众的主任医师和老中医之间，初出茅庐的我显得非常稚嫩和突兀，大家很自然的第一选择当然就是老中医了，不少人怀疑我究竟会不会把脉会不会看病。在头一个月多数的时间里我都是在坐冷板凳的，很多时候一整天只能看诊一个患者，或者是零，我觉得那时候的自己就仿佛是在草原五班的许三多，内心说不着急是不可能的。但是更多的还是坦然，因为这样的情形是早已经在预料之中的了，我宽慰自己，从古至今凡是一代名家都不是一蹴而就的，尤其是做学问，做中医，更需要耐得住寂寞。幸运的是我会用内针，就像浩然老师所说的，说服不如扎服，在很多时候你光靠说是解释不通的，那这种时候就需要霹雳手段了。几根针扎下去后，有的症状立马消失，有的就算没有立马好，疼痛也减轻了大半。这种立竿见影的效果出自我这一个小年轻之手，是让他们所没想到的。慢慢地有人愿意让我开药了，从一开始的只用桂枝法，到逐渐被信任之后的四逆法，我总是思考怎么去开最便宜的药，来达到最好的能治病的疗效。或许是我的心念也较诚和单纯，没有掺杂过多的因素，不管是用针还是用药，所收到的效果都非常不错，病人的反馈很好。万事开头难，有了一个，自然就会有第二个第三个，复诊的和新的病人慢慢多了起来，其间甚至接手了数个在其他医生或是住院一两年，现代医学手段都无效的患者，仅吃了几剂药病情就大为改观或治愈。因为药价很便宜，疗效又不错，每天找我的病人从零或一个，慢慢地就涨到了每天五六个，或是十多个。

人一多，相应而来的各种因素自然也就多了，或是来自别人的攻击，或是恭维，又或是即使有疗效，患者仍不理解的抱怨，本来很单纯的一件事，也不再单纯，自己所考量，内心掺杂的念头也多了。一段时间过后我出现了有很多同仁践行内针时所提到的问题，觉得用针和用药出现了"瓶颈"，本来很得心应手的，好像针药慢慢地没那么灵了，我意识到自己犯错了。因为别人的话和举动，而使自己的内心动摇了，疗效好的老想追求更好，尤其是效果惊人的更是有些沾沾自喜，遇到态度轻慢或者不好的患者，也下意识地就开始有了抵触情绪，甚至是厌烦，全然把"大医精诚"给逐渐忘到了脑后。之所以会出现所谓的瓶颈，正是因为自己的内心出了问题，唯一的解决办法只有是正心诚意，从心出发。

由此对每天坚持的功课就更加不敢懈怠了，仔细想，日常的三项功课导引、诵读、习字，不就是一个在不断感知，认识自我，亲近经典，到逐步完善自我的一个过程吗？功夫就是正确的方法加时间，坚持打卡已经有半年了，每天诵读经典带来的好处经常发生在临床上，有的病人哪怕是有些从未治疗过的病种，在问诊和把脉的过程中，相关的经典论述和伤寒条文，自然而然地浮现在心头，时常会产生这种灵光乍现的感觉，有了经典做支撑，处方用药就更加有自信和底气。

诸师们总是会用最朴实、柔和的话戳中我心里最深处的那个点，让人警醒，我觉得每次大课都是对自我内心的一次洗礼和净化。时时刻刻都在提醒自己，不忘初心，就像六六老师所说，公益不是为了别人做的，而是为了自己。同样的我们天天喊口号，做功课，不是为了喊给别人听而是提醒自己，有没有真正地把这个口号和使命喊进骨子里，铭刻在心里？"万里云大万里路，心底无私天地宽"，这是邓铁涛老的写照，也是我们这些后辈应当一生去追赶的目标。

朱晴文 - 郑州班【大课感悟】

我欲仁，则斯仁至

窗间梅熟落蒂，墙下笋成出林。
连雨不知春去，一晴方觉夏深。

——宋·范成大《喜晴》

范成大的这首诗，写得真美，而且画面代入感超强。"连雨不知春去，一晴方觉夏深"，看似不知春去夏深的变化，却给人一种十分通达的感觉。天气的放晴，仿佛一下子点醒了还沉浸在"淫雨霏霏，连月不开"中的作者，所以他内心是喜悦的，像极了我听三和这次大课的感受。

刘力红老师在大课上谈到初心，并追溯到他年少时第一次对美的感触，那是一种纯真而难得的精神体验，正是因为这种美好的体验，才为日后发现并承接各种美提供了不竭的契机。课后，我也在回忆自己的初心最早能在什么时候捕捉到，我是什么时候萌发出用文字记录自己的想法。

想想自己，一个从小对造句都感到头疼的人，词语贫瘠到何种地步，整天被爸妈调侃造句时不是以小明就是小红开头，爸妈怕我长大后缺少文气，特意给我名字里加了个"文"。

刘老师在描述他心中那片绿油油的麦田时，也许是同气相求，我想起了脑海中时常会浮现的画面，那时，我第一次有想去写作的冲动。大概十来岁，也可能是将要上初中的时候，一个夏日的傍晚，闷热过后，我跑到玉米地里，狂风席卷着乌云，大片的秧秆随风摇动，我的心仿佛都被吹到天上去了，逍遥乎无为其侧……当时真的好想把感受记录下来，但自己却语言匮乏，写不出来，遗憾扼腕。再后来，山雨欲来风满楼的景象每年夏天都能看到，但再也没有了当时的那种心境，不过却养成了我及时记录的习惯。

上初中后，我开始疯狂迷恋古诗词，可能是从那时发现了诗词的美，也可能是为了充实自己的语库。无论是在课本上，课外书里，还是电视上，凡是看到不会的，但我又特别喜欢的，我都会把它们摘抄下来去背。我的那个摘抄本今年搬家时，翻出来竟然都已经发霉了，模糊的字迹中还清晰地透着当时一笔笔青涩的赤诚，惹得我怀念了好长一会儿。又不知道后来一个什么因缘，妈妈给我买了本《唐诗三百首》，从此，我对诗词的热爱便更加一发不可收拾，背得多了，便会在心中形成各种各样的画面，有风光旖旎的山河锦绣，有春日凝妆的闺中少妇，有春风得意的繁华三千，还有一贬再贬的人生豁达……

从此再写作文，爸妈再也不用担心我了，速度很快。每当那种原始的创作冲动袭来时，脑海中都会不自觉地涌出各种各样的画面，真是忍不住，而文字只不过是表达这种画面的一种媒介而已，我想文与可的胸有成竹也大抵如此吧！当心中这种画面感形成的时候，无论写字，还是画画，都不过是将心注入后的自然流露罢了，学习中医更是如此。

我非常喜欢这种感性的思维方式，每当我去理解中医里的哲学观念，或去读古人的经典之作，想象力仿佛插上了庄子的翅膀，天高地阔任逍遥。尤其是最近这段时间，我感觉自己对疾病的直觉感受力敏锐了不少，估计有每天导引的功劳，但在给出方药上还欠缺了很大一部分，那就继续学习，因为我始终相信，我欲仁，则斯仁至。老师也经常说：做人要知足，知足则常乐；做学问要不知足，不知足才能为学日益；做医要知不足，知不足才能提高能力。

为什么要寻找自己最原始的那颗心，它也许就是孔子所讲的"仁"，心中最美好的东西，它也许是上天在某个时候给生命打开的一扇门，一扇通往光明与智慧的大门。知道了自己的初心在哪儿，便知道了自己努力的方向，我欲仁，则斯仁至。

四届同有班第二次大课作业择录

高泉－网络班【大课感悟】

这次大课非常有感触的点是刘老师讲的感性和理性问题。

记得幼儿时期，父亲特别喜欢拉二胡和京胡，还带着我看京戏，我小小年纪就常常在爸爸的胡琴伴奏中引吭高歌，碰到有什么不顺心的，一开唱就兴高采烈得忘记了苦恼。后来在国内上学时，体、音、美、历史等课常常被边缘化。那个时候学校里特别强调的，是语数外，是数理化，还要参加相关的各种竞赛以及高考，发展自己兴趣的时间被挤得少之又少。出国后，追求高效率的工作也让我变得越来越理性，我感性的部分渐渐少了。在家里时常要求先生和孩子这个应该那个不应该，而忽略了他们的需要，我们彼此有情绪也常找不到出口而发脾气。女儿在国外出生，她小时候特别喜欢和我有肢体接触，可是我经常因为忙或者她要求太多的拥抱有些烦她，就对她说："等等，等等，等妈妈不忙的时候。"结果女儿的安全感不够，同龄的孩子早已经不需要家人陪着才能入睡了，可是她晚上还必须要家里大人陪着，直到她睡着了才能离开。一直到后来，我才从心理专家那里了解到，女儿是外向感性型的孩子，对这类孩子来说，他们是活在当下的，延迟满足他们对肢体接触的需求，实际上对他们来说就等于是拒绝。慢慢地我开始用心去了解孩子，和孩子一起上山下海，下河摸鱼，想唱就唱，想跳就跳，在大自然中我也变得舒展多了。

再听刘老师讲到中医的整体观，就是要整体地关照一个人的生命，特别是老师用一年多身体困顿的经历提点我们要礼和乐两条腿走路，不仅要有理性，而且要重视感性，这些自然在我心里产生了极大的共鸣。作为一个母亲，我注意到儿童成长的环境发生了巨大的变化，不仅仅中国如此，即使是在意大利这个过去被称为"儿童的天堂"的国家也是如此。首先是新技术使社会的发展变化越来越快，年轻一代父母自身由于工作节奏快、压力大、变动多，加上网络世界使真实的面对面人际交流变少，等年轻人二人世界感情定下来以后，婚育普遍变晚了很多，有了孩子，还是焦虑多多，能真正心神安定对待自己及其孩子的时间越来越少。因为城市过度开发、绿地减少等环境的变化，孩子融入大自然发展天性的机会也日渐减少，还有对手机等电子产品的过度使用与依赖等，儿童和青少年情志上出现问题的越来越多。这两年我们又遇到了百年不遇的流行病所带来的困难与极度不确定性，现在这个时候提出全民健康、重视感性和理性的平衡有特别的现实意义。

从今年四月以来，我在上诺娜、龙梅和盖老师主讲的五行针灸课程，其中我特别关注、积极参与讨论并与执业的五行针灸师交流的就是青少年患者的若干案例，在这个过程中我体会到了一个好的五行针灸师所需要的全面的素养、阅历和眼界。医者需要与患者链接并处理好与患者的关系，使患者既能够敞开心扉又能安住当下、接受自己，让患者借助身体自己的力量来逐步调到趋近于中和，需要的正是医者感性与理性的平衡。正如刘老师讲到的，提出感性不是要否定理性，而是要两条腿走路。五行针灸找到患者的主导一行尤其需要医者跳出思维、进入感觉，这需要长时间的磨炼与试错。而五行针灸的治疗流程操作和治疗效果的分析，则需要医者理性地对待。从患者的角度而言，在压力下需要一个情绪出口。我特别同意在新加坡执业的五行针灸师陆一秀老师的观点，在五行针灸的第一次问诊中，就要了解患者是否有什么业余爱好，这个看起来不起眼，其实很重要。我感到在治疗之后的医嘱中，尤其是对于青少年患者，也要根据患者的喜好与激情所在，以及其学习、工作、家庭的具体情况和成长大环境，尽可能提出全面可行的康复建议。青少年患者的情志问题其实往往是家庭中父母各自问题或其相互关系问题的反映。从全民健康的层面上看，教育和培训年轻一代父母们了解和处理好自己的情绪，而后再影响和教育他们的孩子达到全民健康乃至全人类健康的养育目的，也应该是一个重中之重的点。

听完了刘老师的大课的第二天，我起了个大早，决定不开车了，步行去上班。路上走在罗马城中心古老的石头路上，我经过了典雅的罗马歌剧院、威尼斯广场一侧高台上由米开朗基罗设计的雕像，以及曾经是古罗马百姓社交中心的古罗马集市。走过这些古迹便自然地与之神交一番，想到意大利人的传统也走的是感性与理性的融合之路，比如既是科学家又是艺术家的列奥纳多·达·芬奇，就是意大利文艺复兴时期的一个博学者。他在绘画、音乐、建筑、解剖学、生理学、动物学、植物学、天文学、气象学、地质学、地理学、光学、土木工程等领域都有显著的成就，这使他成为文艺复兴时期人文主义的代表人物，他也是历史上最著名的艺术家之一，与米开朗基罗和拉斐尔并称"文艺复兴三杰"。

除了名人，在意大利我周围普普通通的老人家们，比如小区里的邻居、孩子同学朋友的祖辈，还有我婆婆的朋友们，他们大多古道热肠，既热情有爱，又有礼有分寸，不急不徐，很有美感与艺术品味，而且大多是高情商的调解争执、实现家庭美满双赢的能手。虽然可能我自己没怎么意识到，其实潜移默化地我还是从他们身上学到了不少无形的东西。在报考三和书院前后，特别是进入书院学习以来，和同气相求的同学们一起学习传统文化、认识生命的价值，以及学习刘老师称之为"伏藏"的黄帝内针、五行针灸，让我感觉很幸运。这种幸福感常常让我特别想把自己在道的层面的所学，分享并传递给周围的人。那么在传播中医的过程中，是把自己的生活过得热气腾腾，活泼泼地活出自己的天性，爱己助人，还是像解浩然老师提到的有些人那样学成了一个"传统文化的怪人"，哪个更有利于与他人的交流并敞开胸怀、彼此信任呢？答案很自然地自己就跳出来了。

李静－上海班【大课感悟】

1. 大课感悟
（1）异源于同，再去向同

刘老师由六经辨证的"理法方针"是《伤寒论》的"伏藏"讲到同与异，对刘老师讲的同和异的关系，很有感触。孔子说："君子和而不同。"在上一次大课作业里我写了当时对这个问题的困惑。当时解惑的两个点是，对于不同的人，一是看到众生相即我相，自己就在他人和万物之中，二是专注于自己的功课。时过境迁，刘老师一句"异里含有同，是为了同"把这个问题提到了更高的愿景。孔子的"和而不同"说的是君子的相处之道，刘老师强调了我们应该打破异和同之间二元对立的关系，去向更大的道的统一性里。

从一个角度解，异是一种动向，是两者发生关系的契机，从而求同才成为可能。夏天，身边的年轻朋友纷纷陷入爱情——人性最浓烈的试验田。爱一个人往往就是因为不同，因为看到那个人身上自己没有却向往的品质。可是生活在一起，又需要两个人磨合出某种默契。当然我不觉得长久是一段关系圆满的唯一指标，但是"因为不一样相爱也因为不一样分开"的人比比皆是。存异的人多，求同的人少。

另一个解的角度是，日常中所有的事都是不同的，"百姓日用"的终极目标也是求道。这一点我也是颇有体会，现在日常几件事——习书、瑜伽练习、中医学习——践行的方向常常产生共鸣。这也应了刘老师在课上说的一个专业做到一个阶段，就需要在另一个领域去破。我经常心里想着书法老师的写字视频，去完成每天的瑜伽练习，又会在《黄帝内针》中看到对习字有帮助的启发。有人问我，你写字的目的是什么？为什么每天那么早起练习强度那么大的瑜伽？现在学医还来得及么，以后能给人看病吗？

想说的其实很多，但我只笑笑，说，我在练习好好生活。

（2）理性之光是人类发展的基础，流动的感性让人闪闪发光

理性和感性并不是对立的。理性的背面并不是感性，而是愚昧。理性是人在社会生活中生存的保障，记得去年疫情大暴发时，我一个人在国外，每天看新闻都很揪心，李医生走的那天更是在摄政公园里旁若无人地大声哭泣。后来我发现了一个志愿者组织，他们有条不紊地登记联系每一个在网上求助的感染者，并把信息整理好与医院对接。工作是网上一些大 V 发起的，我立马申请，虽然后来也没帮上什么忙。理性在这种危机时刻支撑着整个人类的力量感深深打动了我，我想刘老师带队去了疫区，也是在这样的理性驱动下。但是理性不是人唯一的特质，天有阴晴月有圆缺，理性维持了日常，感性让日子过得更好。

我还蛮幸运有些兴趣爱好——喜欢读闲书，写小文章，听音乐，爱美食，偶尔还喝一杯。如果说每天的日课打卡让我喜欢自己，那么这些迷人感性的小爱好，让我开心得爱自己。

这大概是刘老师说的有进有出的情绪出口吧。

（3）本能是大自然赋予每个人的礼物

刘老师讲现代心理学的三项平衡。理性和感性和合了，本能才会显现出来。这几年越发意识到，人生所有重大决定，都不是靠理性想出来的——总有一个灵光一现的时刻，被那个念头占据了，于是就知道该怎么走。用理性判断自己，用感性自我抚慰，人会变得放松。身体思想意识层面就会流动。继而放弃企图心，得到本来该属于自己的，会在最意想不到的时候得到惊喜。

2. 觉察是一切开始的出口——课后实践报告

导引：来到了一个新境地。身体的敏感度越来越高，时时会感到某些穴位的跳动、麻，或者一条脉上的感受。比较强烈的是一天晚上，大概十一点睡觉时导引了膻中穴，感到了下肢一侧肝经位置的流动。这些感觉常常在不期待的时候会出现。头脑想得少，身体体验就会出来。

习书：开始对笔法有困惑，花了两天集中大量练习之后，好像突然就会写了。但写得多了，又进入一个不能突破的瓶颈期，困惑也随之而来。先观其大概，再把感觉分化，见其复杂性。层层打开、层层深入的觉察是生命实践中唯一能做的。

我的日常练习还有早上的瑜伽练习。现在每天的练习就像一种体验整个人生的过程。练习轻盈——呼吸不太重又深到可以带动动作；练习流动——把自己放进动作，把动作放进呼吸，把呼吸放在当下的时空，全心投入；练习觉察——最难的是用心而不是用脑。

践行孝悌：我更想广一点去理解这个概念，更像是一种关系的调和。并没有圆满的原生家庭，即便圆满，也是一种缺憾。每个成年人都应该很客观地看到身上那些原生家庭带给我们的习气，也应该看到别人习气的来源而有所谅解。看到但是不评判。

记得刚刚谈恋爱的时候，爱人总是说，我会改的，会努力对你好的。我流着眼泪笑，觉得有人为自己改变是非常荣幸的事。人到中年，终于理解，人和人关系中的"努力"都不再是做自己。而做"别人喜欢的自己"，能持续多久呢。能够全然做自己，又能接受对方做自己。这是我们这对中年夫妻当下的关系——我定义为冷漠又舒服，也算是一种棋逢对手。

大书法家吴昌硕在谈及所好的《石鼓文》时，说过一句话："数十载从事于此，一日有一日之境界。"我亦于此景中。

四届同有班第三次大课作业择录

季颖－南宁班【大课感悟】

三和书院医道传承项目第四届同有班的第三次大课在金秋九月的一个早晨开始了，我置身于南宁班的课堂中，万分庆幸自己来了。自从一年前面试后，再次看到各位老师，内心十分激动。更不用说能和一个个鲜活亲切的同学们交流，那些本来只是脑海中的名字，在心里变得立体鲜活起来，一句句话语都在触动着我的内心，一个同气的场笼罩着大家。

对我而言，克服一个个困难来上课的过程，就好像简易版的唐僧西天取经，是一个磨炼心性的过程。经书重要吗？重要！可更重要的是为了取经而经历的九九八十一难。

小时候，我不明白为什么观音菩萨不直接把经书给唐僧，还要给他设下重重险阻。更不明白为什么孙悟空一个筋斗云十万八千里，却愿意陪着唐僧一步一步行走。后来才明白，只有心性能经受住考验的人，才能接住传承。如同《内经》所言，"得其人不教，是谓失道，传非其人，慢泄天宝"。

在这次大课里，刘力红老师提到书院重在心性之学，书院是培育培养我们的心性，而不是知识和技能。现在我可以理解，为什么书院在同有班的课程里不传授具体的中医知识或者法脉，而是请各位老师给我们讲传统文化，讲老师们遇到的困境和心路历程，并且把诵读、导引、习书作为书院的三项日常功课。

因为当老师们在前方引路之时，我们还需要在日复一日的诵读、导引、习书的过程中，把心头的那股浮躁之气去掉，增强感的能力，才能为接住经典和法脉的传承做好准备。

巧的是在同一天下午由邹慧老师主讲的课上，她也提到了"性"这个概念。邹慧老师认为性就是方向，人与动物最大的区别就是有方向。《中庸》言"天命之为性，率性之谓道，修道之谓教"，我们的天命就是性。孟子说人性本善，荀子说人性本恶，告子则认为人性不善不恶。谁说的对？邹慧老师认为都对，因为这三句话里的性，可以理解为三种不同层面的性。那个善的性就是天性，是向阳的；那个恶的性就是禀性，是向阴的，包括了我们的怨恨恼怒烦等情绪；那个不善不恶的就是习性，是后天习得的，好的习性是阳，助天性，不好的习性是阴，助禀性。

在我看来，这和现代西方的心理学观点有异曲同工之妙，美国著名心理学家亚伯拉罕·马斯洛曾提出人的需求层次理论，其中最高层次的需求就是自我实现。这个自我实现的深层需求也许就是我们的天命，我们人生的方向。可为什么现代很多人还是觉得迷茫，不知道自己人生的方向呢？有没有一种可能，就是我们平时太多地被禀性所牵绊？特别是那些太过的情绪？本来喜怒哀乐之七情，能让我们活得鲜活、鲜明、有人味。小时候，我们的情绪来得快也去得快，但长大后不良情绪来了就不那么容易离开了，想想自己是不是很久没有开怀大笑了？特别是一些怨恨恼怒烦的情绪，更是请神容易送神难，最后变成执念让心偏离了方向，让整个人生都偏离了方向。

我也曾经深陷太过的情绪之中，刚生第一个孩子时，因为在坐月子中被婆婆冷漠对待，丈夫又没有呵护住我，反而站在婆婆一边，从而心中充满了怨念。这样的怨念一产生就是七八年，对我们的家庭生活产生了巨大的影响。

直到某日我突然发觉，自己这些年的时光就这样虚度了，因为内心的不平静，不能享受上天给予的安宁时光，不能认真磨炼技能为他人提供价值，何其不智？何其不值？甚至因为经常处于不良情绪中，导致生活和作息紊乱，比如晚上睡不着，就演变成熬夜，比如情绪一来就暴饮暴食，最后身体发胖变形，这些都严重影响了我的身体健康。而一个身体和精神都不健康的妈妈，又如何去滋养自己的孩子？一个家庭的负能量循环就开始了。日子越过越差，究其根源不过是一些看起来微不足道的怨念。

如果连生活的基本面都不能过好，又哪里来的能量去追寻天命？所以刘力红老师曾说，我们要能把日子过好。这样想来，能把普通的日子过好并不是一件容易的事。不被情绪牵着鼻子走，保持内心的安宁与平静，才能获得真正的自由，才能真正地去实现自身的天命。

所以我们需要好好吃饭、好好睡觉，在情绪来的时候能够观照自己的内心，能够让滞留在身心的情绪流出去，我们还可以通过培养诵读经典、写毛笔字、导引这些好的习性，来助天性。我们还可以通过去做一些挑战舒适区的事，来磨炼心性。

慢慢地，我们的天性越来越生发，天命也就越来越明了，人生的方向也就自然而然呈现了。

四届同有班第四次大课作业

孙宏亮－北京 2 班【大课感悟】

十月份的课程注定是意义深远的，在动荡的疫情下，大家义无反顾地奔赴京城，奔向我们敬爱的刘老师。刘老师也在因缘聚合之下，展露了其久违的神采。而这堂课也应了主持人那句话，给我们好好地补了一补。整堂大课犹如一桌美食，而压轴的"好菜"莫过于"炎帝的精神"。

炎帝象征着火德圆满，我们的生命其实是以火开始，最后再以火结束。钦安卢氏就强调以火立极，不光我们的身体以火立极，整个中华文明亦是如此。"炎"字上下两个火，即君相二火的代表。我们都知道"君火以明，相火以位"，二火的作用不在这儿赘述，那么如何将"炎帝的精神"落到实处呢？一个"痰"字令人茅塞顿开。太妙了，中国文字和中国文化的魅力是无法用粗浅的语言来形容。"炎"加上"疒"就变成了"痰"，就成了障碍了君相二火的罪魁祸首。国不可一日无君，何况连宰相都没了，君相二火被障碍，整个国家（身体）自然会变得乱糟糟。

刘老师讲，虽肺为储痰之器，但中国文字讲求同音互训，即膻者，痰也，所以膻中和痰的关系是密不可分的(刘老师讲,膻中为藏痰之地)。个人对于痰（膻）的理解有以下几点：

（1）"膻中者，臣使之官，喜乐出焉"，同时"膻中穴"也是心包的募穴，募穴可以理解为大门。当身体正常，心包的大门（城门）打开，君火就会放出光芒（命令），我们自然会生出喜乐。而当二火被痰障碍时，大门紧闭时，自然就无法生出喜乐。所以在我们心情不畅的时候要捶捶膻中，可能是为了把门敲开。

（2）肺为储痰之器，又法象天幕，包裹着心和心包。如果肺中痰液弥漫，则应了"……则日月不明，邪害空窍，阳气者闭塞，地气者冒明，云雾不精……天地四时不相保，与道相失，则未央绝灭"。肺中有痰绝不是表面上的无关紧要，它的后果是严重的，是会将生命导向"绝灭"的。

（3）"化痰"在这个时候就显得尤为可贵了，而通常的手段都是通过或药物或手法或借助一些外在的工具。在我看来"化痰"即"话痰"，也可以是"话谈"，更可以是"话膻"，膻是什么？是心嘛。谈什么？谈心嘛。想到此处，文字的美妙让我无以言表，中国文化的精神还是回到了"心"上。

以上三点并非空谈，它是完全可以落到实处的。我在工作中经常会点按患者的膻中穴和腹部（尤以天枢穴为主）。尤其会用心感受其身心状态，沟通对话很重要。之前不知道为什么要这么做，只是跟着感觉走，觉得应该这样。现在找到本源了，原来与炎帝的精神不谋而合。正所谓"道不可须臾离，可离非道"！！！我们就身在道中。

今夏一位三十岁左右女性，来时诉小腹鼓胀，神疲乏力。大便正常，每日一次。其鼓胀的部位就在两天枢的连线上，用手按压，深处坚如磐石，连在脐旁。处以艾灸加按腹，调了十次，所有症状均有改善。尤其是其腹部有了明显的减小（她是用尺子量的），腹部柔软了很多。其间，每次调理完回家后，大都会再排便一次。而其之前特别爱吃辛辣、油炸类的食物，调理之后反而不太爱吃那类东西了，或是说不会去想吃那些东西了。肺与大肠相表里，大肠清理了，肺自然就会净，君火自然就能明，君火一明，那些多余的欲望自然会消散。

南怀瑾先生说过，21世纪对人类威胁最大的一定是精神类疾病，事实也是如此。在工作中经常能看到很多人有明显的情志（绪）问题，尤其以我常见的颈椎不适的患者，大都有很明显的情绪问题，焦虑、抑郁还有脾气火爆等。我很愿意和他们交谈，有的人聊着聊着就开朗了，也有的人聊着聊着就会陷入沉思。和他们感同身受地聊一聊，带着他们去看到自己内心深处的问题，看到了，君火就明了，痰自然也就"话"开了。

课后践行报告

三项功课在日复一日地坚持着，打卡的时间越来越固定，质量也在尽量提高，通过这两次线下课的经历，心中的小树苗好像根扎得越来越深，也越来越牢固了，心中的那股劲儿也越来越不容易动摇了。南怀瑾先生说："人生顶天立地的事业，都是在淡然无味的形态中完成的。"所以"反复其道"，不要怕烦，去做就好。

王晗－上海班【大课感悟】

"扎针的时候不应该说话，你应该好好地感受变化"，大课结束后大家一起畅谈的晚上，看见我头上扎着四神聪的徐明师兄和我这么说。那么问题来了，扎针的时候能不能说话呢？我觉得不能说话，但是也可以说话。

这个话题让我想起了之前因为有甲状腺结节找我帮忙的一位朋友，她的脖子有非常明显的肿。我几乎帮她连续扎了一个月的内针，其中有一天，进完针之后，我先让她感受了几分钟进针之后的变化，然后我们就开始闲聊了起来。在聊天的过程中我说你给我的感受是你比较焦虑，但她说其实并没有感受到自己是焦虑的。然后我告诉她你别紧张，这个状态有也没关系，只是你需要觉察到这件事情，并且知道怎么和这种情绪相处，你对外的关注太多了，对自己的关注不够。但它也不是不好，只是在提醒你，你需要更多地关注自己，让注意力回到自己身上。它的出现也正常，是你的一部分，只是你需要知道它是在的，知道与它和解，不要回避。后来她开始和我聊起了她的家庭，她工作上遭遇的很多事。那天在留针的期间，几乎全程都一直在交流，当然更多的是听她诉说。等到快取针的时候，她脖子有非常明显的变化，已经完全看不出肿的状态，这让她也很惊喜。其实这样的疗效是不在我预期内的，只是我觉得那天看到她的时候，她可能需要一个出口，或者是需要一个提醒"你需要开始关注自己的感受，注意到自己内心的诉求"，所以我们也就这样聊了起来。

当时我只是意识到这也是一种导引、一种感，但其实我没有想到应该如何去更好地解释这个现象，也只是把这件事记下了而已。后来随着书院的大课，我们学习了周海宏老师《音乐何须懂》，刘老师强调的感性文明，还有方建勋老师的书法课，我发现不管是音乐、书法、中医……它们被一条线串了起来，这条线就是对生命的尊重、理解和欣赏。当我意识到这一点的时候，我突然觉得我眼前的那些理论、方法从原来的印在纸上的黑白色的体感，变得鲜活了起来，充满了五彩斑斓和灵动！音乐的美不仅限于让我们产生联觉，我此刻终于体会到了"其中有象"是因为我们和其中的生命、道、自然的共鸣。旋律就像一条河流，我们的生命就随着这条河流中的音符一起流淌，将作者对生命的理解化作我们的联觉。

"意足我自足，放笔一戏空"，多么畅快潇洒的一句话啊！这就是我们的毛笔字！"中国的书法，是节奏化了的自然，表达着一层对生命的构思，成为反映生命的艺术。"如此二维平面的字，原来其中还注入了神、气、骨、肉、血，多么立体而有生命力的东西，每一个字符仿佛都灵动跳跃了起来。

想起之前和大吉师兄聊天，我说有时候太累了写不了几个字就躁了，他说那就少写几个呗。然后几次去找他做手法，说突然想吃一些不那么健康的食物，他就说吃吧没事，想吃的时候就应该吃，这时候是动心了。其实当时这些我以为只是玩笑罢了，直到最近一次我妻子也一起去做手法，痛得嗷嗷叫。第二次再来的时候，大吉师兄就带了一个很好的音响来，效果就像现场演唱会一样，手法的全程，给我妻子放起了她最喜欢的周杰伦，那天手法的效果极好。在这次大课前我眼里的中医只有庄严肃穆深刻，这样的理解就狭隘了，但在这几次课之后，我看到了中医的活泼与灵动。这些事情让我想起之前做一个公益项目的时候，项目中的总负责人提了一个意见，说："为什么公益一定是要感人肺腑苦哈哈落泪的，我们要把它玩起来，让大家参与进来是快乐的、好玩的。"在大吉师兄的身上，我看到了这种灵性，这种鲜活的生命力。

最近在回看《思考中医》，在太阳病提纲部分也看到了这样两段非常关键的话："由上面这个恶字，我们引出了一个主客观的问题。这个问题大家要仔细地去思考，这是中医里面的一曲重头戏。也是能在很多方面区别中西医的一个分水岭。""西医的诊断也好，治疗也好，都是按照这个理化的检查结果办事。中医她也注重客观的存在，比如这个脉弦、脉滑，脉象很实在地摆在哪里，这个中医很重视。但是，中医有时更关心那些主观上的喜恶。一个口渴，西医会关心他一天喝多少磅水，喜冷喜热西医完全不在乎。一个发热，西医只关心它的温度有多高，是什么热型，弛张热？还是稽留热？至于你恶寒还是恶热，她可不在乎。如果作为一个中医，你也完全不在乎这些主观上的因素，那很多关键性的东西你就会丢掉。为什么中医要注重这个主观上的感受呢？因为这个感受是由心来掌管，而心为君主之官，神明出焉。所以，注重这个层面，实际上就是注重心的层面，注重形而上的层面。这是中医一个特别的地方，我们应该认识清楚。否则人家一叫现代化，一叫客观化，你就把这些主观的东西统统丢掉了。对于中医，甚至对其他任何事情，都要设法把它弄清楚，要有见地才行，不能人云亦云。主观有些时候确实不好，光感情用事，情人眼里出西施，这样会障碍你去认识真实。但是有些时候也需要跟着感觉走。艺术如此，科学亦如此。""喜恶是由心掌控，心就是形而上"——而中医就是这样"各从其欲，皆得所愿"，尊重每一个生命，让每一个生命找到自己，成为更好的自己。

所以扎针时候说话也好，想吃不好的食物就偶尔吃一下也好，做手法的时候听杰伦也好，这都是在触动我们的"心神"。此时此刻我们是否有感，就看我们当下是否可以触动对方的心神——"中医治病的路子就是这样，如果从兵法来说，中医治病是攻心而不是攻城"。物无美恶，过则为灾——没有好与坏，只有我们用得对不对，我们讨论阴阳的目的也是为了能够守住"中正平和"，"中正平和"才是我们的目的。

《思考中医》里说过，科学里的数是一个抽象的东西，但是中国传统文化的数背后是有象的。而数学是科学最基础的工具，这里面的象丢了，而象就是我们对道和生命的理解。所以我的理解这就是科学和中国传统文化最大的差异点，又或者说是感性文明和理性文明差异最根本的原因也在于此。所以学中医的我们千万不要把最重要的东西丢了。

这次大课刘老师提到了物理，让我兴奋不已，因为我的高中物理老师是打开我对这个世界理解最重要的人。他说过两句话："如果真理是山顶的话，科学只是其中一条上山的路。"所以这个世界通往真理的路是很多元的。还有就是："物理是玩出来的。"他给我们推荐了一本书《别闹了，费曼先生》，希望我们对科学研究也有这样"玩"的精神。费曼是量子电动力学非常伟大的科学家，也被人称为"最有趣的天才物理学家"。他的名字之于量子电动力学，就像爱因斯坦的名字之于相对论、霍金的名字之于黑洞理论一样如雷贯耳。这位诺贝尔奖得主非常有个性，我老师对他的评价就是，诺贝尔奖是他玩出来的。而且他最为独一无二的能力，也就是把问题化繁为简的能力，为人也非常风趣幽默。于我而言，费曼代表了物理学研究的浪漫，他让我见识到了科学家的可爱与有趣，别开生面的人生，活出了自己的价值。所以此时此刻的中医也有着一样的浪漫、有趣与灵动，所以最近打算把这本书再拿出来翻一翻，在这其中，我既看到了物理，也看到了中医。

最后再分享一个我很喜欢的小故事，来自一位优秀的设计师分享的。"有一次去四川甘孜的金沙江边，看到一个藏族的小孩骑着自行车从坡上冲下来，我看他快到了河边，丝毫没有减速的意思，当然后来连人带车一起飞到了河里，然后我认为这是一场事故，谁知道那个小孩，飞到河里之后，又在河里游了两个来回，最后捞起自行车乐呵呵地爬上岸骑着走了。这时候我惊呆了，真的是给我很大的震撼，这小孩太爽了，谁说自行车不能那么骑，这简直爽爆了！通过这个故事我想说的是，人生是没有边界的，你需要不断地打破这些自己树立的边界，去追求新的体验、新的角度！人生真的是没有边界的！"

刘老师讲导引的时候说过，感是咸卦，乾生三子，坤生三女，咸卦的组成是少男少女，所以咸卦才有这样的能力，遂通天地。所以感是一件浪漫的事，生命也因有了感而充满活力、朝气、灵动。希望我保护好自己的初心，保持对这个世界的好奇，不设边界，享受过程，"逢山开路，遇水搭桥"。

四届同有班第五次大课作业择录

于楠－北京 2 班【大课感悟】

课程已过半，历时也即将满满一年。回首这一年自身的变化，以及生活的变化，心中无比感慨。这段时间又听了几位老师从自身的经历和感受分享了同有三和从起源到发展的过程，从第三次大课邹慧老师的分享，12 月 10 日同有三和成立十周年刘老师、赵老师和几位老员工的分享以及到上周第五次大课黄靖老师的分享，多角度共同为我们展现了一部"同有三和风雨路"。每每想起都感叹他们的不易，感动他们的坚持，感恩他们的付出。十年的时间、最好的青春年华，都奉献给了这份艰辛而伟大的事业，说是血泪史也不为过。没有他们的信和坚持就没有点亮我们所有学子心灯的那盏明灯。

这次刘老师讲到"痛"字。身体内的甬道堵了不通畅了就产生了痛感。我想这个"痛"也是身体和精神的沟通。身体通过痛感发出信号，告诉我们哪里出了问题，需要关照。如果我们能很灵敏地接收到信号并及时关照身体，以静养动，就能使身体更好地"用"。刘老师说痛可能跨越物质和精神，在精神层面上，"痛苦"与"痛快"也是可以转换的。

我想起以前跑长跑，快到极限时会有一段非常痛苦的感受，感觉自己就要累死了，想停下来，每到这时会在心里对自己说再坚持一下，就一下，似乎是瞬间越过极限后再继续跑，身体适应了节奏，精神上就有种痛快得不想停下来的感觉。现代科学研究因为运动使身体产生"多巴胺"和"内啡肽"，其作用于大脑让人产生快乐感，这种体验让我记忆深刻。

不光是跑步这件事，想做好任何一件事，比如苦练一门技艺时，也会经历这个过程。这学期女儿开始学长笛，因为从小喜欢笛子，一直想进学校管乐团，这学期终于有机会被选拔进了乐团。然而初学的过程却给了我们一个下马威，因为刚开始只是练习吹响每一个音，简单也枯燥，所以练习时间偏少。我们忽略了越是基础越是重要，随后增加难度开始练习吹曲子的时候，就因为单音练习少不够熟悉而进展缓慢。全家经历了非常艰难痛苦的一周，每天晚上女儿都是以崩溃大哭收场，哭着说我不干了，我怎么这么笨，怎么都记不住，我吹不好了！

看着孩子伤心着急，我们的心情也很低落。这个时候只能停下来，安慰孩子。让她想想自己是什么时候开始喜欢笛子的？进入乐团时是不是很开心？问她跑步时跑了很久以后，会不会感觉有段时间累得很想停下来？坚持之后那感觉是不是又消失了？如果她觉得自己不喜欢了，我们尊重她的选择，如果她还想坚持一下，我们会坚定地支持她帮助她。她抹抹眼泪说想再坚持一下。我们一起思考了很多练习的方法，终于跨越了短暂的极限。现在已经跟上老师的进度，按时保质保量完成。老师每周都肯定她的进步。她自己也很开心享受练习的过程。

由此想到教育孩子的过程也是个需要扶阳的过程，更多需要信念和情绪方面的扶阳，拨阴取阳，去掉障碍君火的禀性。现在的孩子需要适度经受风吹雨打，同时也要关注精神层面的健康。孩子受到的宠溺比较多，会养成一些习性，比如胆小、懒惰、怕吃苦、自理能力差、共情能力差等。过多的满足感不能让孩子体会到努力的必要性，如果过于严厉苛责孩子，再用繁重的学业压迫孩子也会伤害孩子的精神，进而伤害孩子的身体。

作为家长我们能做的首先就是呵护好自己的"火"。"言教不如身教，身教不如境教。"《论语·子路》中说："其身正，不令而行；其身不正，虽令而不行。"《道德经》中说："圣人处无为之事，行不言之教。"最好的教育还是做好自己，过好生活。老师一直反复强调的扶阳，呵护我们这个人生立命的根本"火"，如何呵护？又如何做到"形与神俱"？就是要"克己复礼"。"克己"按照自然法则去取舍，这样才能"复礼"。礼者理也。明理也是明里，心里明了才能欢喜，日子才会过好。

回想近一个月我又有些急躁情绪，期中考试过程中发现自己仍有些知识漏洞，看到了差距和不足，担心自己读书少、基础差、学习进度慢。只要有时间就听课读书写字，甚至会熬夜，但仍然还是焦虑时间有限，能做的太少，身体健康也出了些状况。

同事劝我说睡眠不足的情况下脑子不好使，学习也是事倍功半，还不如睡好觉以后效率更高，这对我来说真是棒喝。想起了刘老师讲的克己非常难，卢师一句"没办法"却是因为苍生大业，而一个小我对我们的使命来说能做的最好的事应该就是"克己复礼"了。

先呵护好自己的"火"，学习上找到适合自己的节奏，不疾不徐，跟着老师，坚定信念，反复其道。积跬步至千里，坚持就有希望，就像黄靖老师说的："人生没有白走的路，每一步都算数的。"

课后践行报告

因为很珍惜这次学习机会，所以功课都很上心地去做，不知不觉一年就过去了，这也是我最长时间地坚持投入地做一件事。完成日课和不断地学习已经改变了我的生活方式，甚至改变了家人。

最让我惊喜的是孩子的变化，不仅是自制力和自理能力的提高让我开心，还有一些认知也让我惊讶。有次睡前聊天，我心血来潮，问她知道什么是阴阳吗？她说当然知道。我很想听听9岁的孩子怎么看待阴阳，于是就先举了一些例子，然后让孩子回答。当她说出白天是阳夜晚是阴，夏天是阳冬天是阴，春天和秋天是半阴半阳，高兴是阳难过生气是阴，好人是阳坏人是阴，而且还能按她自己的理解来分析理由时，我真是惊讶。我听完真心感叹，小孩子都懂的道理，大多数成年人都不会去想去用。

今天写作业一心琢磨着君相二火，形神合一，但也没有跟家人说起。晚上给女儿做艾灸，女儿问我："妈妈，什么病最可怕啊？"我说："什么病都不可怕。"她说："不，我觉得精神病最可怕，因为一个人得了精神病就不能正常地控制自己的身体了。"又是让我一惊。也许是与女儿的心灵感应，也许是一些潜移默化的影响，也许是古圣先贤给我们的能量。遂告诉她所以我们要让精神健健康康的，就是要开开心心快快乐乐的，她也很赞同，安稳地睡着了。过好生活的能力每个人都可以掌握，就从改变自己点滴做起。

钟恺－北京2班【大课感悟】

1. 引子

上次大课见到刘老师和赵老师本尊之后，他俩的形象总是跟我父母重叠，以至于再听他们讲课，都有种莫名的喜感，一位不苟言笑的学者，一位活力四射的少女，这搭配跟我父母的感觉太像了。

这次大课刘老师讲到发初心做学问，这个事儿我也熟悉，从小看到大，因为身边就有个做学问的——我家老爷子。

2. 反复其道

老爷子今年八十有二，做的学问是古汉语，主要研究方向是汉语虚词。

老爷子有一本著作——《近代汉语虚词词典》，二〇一五年出版，他总觉得留有遗憾，于是前年开始发心修订。

老爷子有一组柜子，横着数六个抽屉，纵着数十个，总共六十个抽屉，就像药房的药柜，只不过规格小一些。

抽屉里装满了卡片纸，卡片纸上写的都是从书里面摘抄下来的句子，按拼音和文字检索，排列得整整齐齐。要用到哪个字了，就把相应的小抽屉抽出来，放在书桌上备着。

至于如何修订，老爷子电脑用得不熟，索性采取最原始的办法，把已出版的词典一页页剪下来，贴在稿纸的左侧，在稿纸的右侧，参考着卡片纸，逐条进行修改和增补。

修订几百页的词典，五千多个词条，对于上了年纪的人来说非常不容易，不知耗了多少心血。如今，看着稿纸已经积厚厚一摞，最上面一页的拼音声母已经到了 z，即便老爷子说话很少、不苟言笑，我也可以感受到他心中的宽慰——这件事情上，实是无憾了。

3. 述而不作，信而好古

老爷子还与要好的两位老先生合作撰写了一部《红楼梦语言词典》，一九九五年出版。近日有出版商联系他再版的事宜。我以为这是很好的事情，老爷子却不这么想，也不说话，闷头生气。

家中老太太与我道出了事情始末，原来出版商想组建一个团队，按照现在人们的阅读习惯进行改编，还要加入红学的内容，老爷子表示坚决反对，说那就不是语言词典了。

这个事情刚刚好发生在第三次大课之后，刘老师在课上提起孔夫子说的，"述而不作，信而好古……"。于是我就明白了老爷子的用心，这个出版商，咱们不合作也罢。

关于这个点，还发生有一件事。年初的时候，老爷子让我帮他给语言界的某权威杂志社投稿，半年之后收到反馈，投的论文不予发表。老爷子开始生闷气，过了些日子，又给我个杂志社的邮箱。

既然有前车之鉴，这次我就留了心，拜读了一下老爷子的论文。这一读，还真有"惊喜"。文中第一个章节便大篇幅指名点姓，严词批评几位同行做出的学问无凭无据，他说，"……某某某做结论的方法往往是：'我们的推测''我们设想''这种类推'……对于汉语历史之研究，无疑相当危险。"在批评之后，老爷子才抛出经过详实考证的论点论据。

于是我私下认为，权威杂志社不肯发表这篇文章，还是有道理的，便协同老太太一起劝解老爷子："要以大局为重，发表研究成果才是最能体现您的价值……权威平台不多，要珍惜呀……"如此周旋了半个月，一提及此事，老爷子就梗起脖子，扁着嘴，半天不说话，但是态度强硬："这是争辩文章，不能不提人名字。"末了，还是逼着我把论文原封不动地发了出去。又半年过去了，音讯皆无，老爷子说，这家不发就再找别家。

这次课上刘老师说喜健老师推测膏肓之所在的时候，我便想到了我家老爷子，默默"呵呵"两声，这二位较真起来的样子还挺像。

4.立极

其实，若非最近发生这些事情，我也不常关注自家老爷子在做什么，又发了怎样坚定的初心。

小时候我不爱读全是文字的书，老爷子也不爱说话，于是我们的沟通很少。偶尔他心血来潮给我讲语文卷子，三行半的古文，能讲整整一晚上，从此也就断了我与古汉语之间的联结。

近一年来坚持同有班的学习和功课，令我放飞的心逐渐沉静下来，与古汉语、与国学，重新构建起了联系。过往我总是觉得我命宫的太阳没有燃烧起来，转念想想，我一直也没把自家的大太阳搁到心里。

于是，我去电商平台搜索那两本词典。《红楼梦语言词典》已经绝版了，市场行情两、三百一本，不久前老爷子把他囤的最后一本给了我；《近代汉语虚词词典》还有售，看到书友的评论，我泪目了。

老爷子的儿女，也就是我哥和我，从小到大都说他研究的这些东西没什么用，老爷子就说："总会有人看的。"此言确实不虚。

亲戚朋友也会撺掇他，"这么有学问，写小说吧、写散文吧"。老爷子把脖子梗起来，沉默半晌才道："我只做研究。"还好老太太一直支持他，帮他料理饮食起居，一应杂务，即便天天吵架，也会督促着他去做学问。亲戚朋友又说了，"你妈这么活泼可爱，都被你爸给耽误了。"

唉，人与人的相处之道，又岂能这么随随便便臆断。不管我妈有多么有光，老爷子在我家端坐乾位；就算我哥再有能量，也只能是长子震，是个雷；我再想发光，终还是长女巽风，没个形，哈哈哈……

回想引桥课所说，这便是宇宙的法则，天地的大道。记得有位辅导员说刘老师说过，卜卦的作用主要是释疑，卜了就不疑惑了，就接受了。道是如此，那我就认了，从此不再纠结此事，先在心中把大太阳立起来，再培育我的小太阳。

感恩同有三和无私传递的一切！

庞中奇－南宁班【大课感悟】

1. 十年风雨，十年阳光

这次大课前，适逢同有三和成立十周年纪念。诸位老师对三和历程的回顾，尤其是黄靖老师的深情回忆，让我内心激动不已、感慨良多。同有三和走过了十年的风雨，却给了我十年的阳光。

可以说，我与三和诸位老师结缘，早于三和的成立。我在高中的时候就开始失眠，工作后又常常熬夜，加上没有正确的健康观念，种种不良的生活习惯，致使身体越来越坏，有不少西医没有办法的毛病。我当时也知道解决问题得找中医，也吃了不少中药，但是开中药的医师很多，真懂中医的医生却是难找。在吃了不少无用甚至有害的药之后，十五年前，从一位亲戚处听到了刘老师的名字，开始找刘老师看病。那个时候刘老师每周有一两次在一附院或者仁爱医院专家楼出诊，出诊时间不多，但是病人很多，真是一号难求，要在每周一早上打电话抢号。幸运的是我每次想看，电话总是一打就通，总能抢到号。我经常挂不上号的亲戚都觉得神奇，说这是我跟刘老师有缘分。这样坚持吃了几个月的药，突然就发现身体跟以前不一样了，不少毛病都消失了，没消失的也改善很多了。

刘老师看病的时候，周边总坐着一帮抄方的学生，这帮学生也就是现在同有三和的黄靖老师、海涛老师、江滨老师他们。刘老师开完方后，会有一位抄方的老师跟出来，除了告诉你药怎么煎，还告诉病人要敲胆经、按摩手厥阴心包经、要起居有常、食饮有节等，这是去别的地方看病所没有的环节。我也因此在那个时候，跟这些老师有了接触，认识了这些和善亲切的面孔。之后不久，这批和善亲切的老师也开始出诊看病了，然后从某一天开始，不知为何我就再也抢不到刘老师的号了，我就转而开始找这些老师，主要是黄靖老师看病。十多年来，一直到今天，都是这样，但凡身体有问题需要吃药，都是到三和医馆来找黄老师，或者是别的某一位老师。也可以说这十五年来，一直是同有三和诸位老师在护佑着我的健康。而且这种护佑并不限于在开方吃药对身体的护理上，更在于心性的改变上。可以说这些年在三和的耳濡目染，深刻地改造了我的身心性。

十五年前找刘老师看病后不久，我就买了《思考中医》来读，这是让我开始明白一些中医道理的第一本书。早在大学时候我就想自学中医，解决自己身体的问题，去中医学院买了一套教材来看。不知是我心智愚蒙，还是教材不够通俗易懂，总之是看得云里雾里，不久就无奈放弃了。直到读到《思考中医》，才发现哦原来中医是这样的，中医是要这样学的！之后就一直关注刘老师发表的文章，也开始读《黄帝内经》，虽然读得不多，懂得更少，但总算是找到了正确的方向，迈开了正确的步伐。之后在刘老师的一路引领下，学习了黄帝内针，进入了三和书院接受更多的教诲，开始了日常功课的修行。我对健康的认识、对中医的认识，乃至对生命的认识、对人生意义的认识，自己觉得已经有了很大的进步。反映到日常行为上、为人处世上，也有了很大的改变。具体的内容，三和学子都知道，就不在此赘述了。

黄老师在回顾三和十年的筚路蓝缕时，数度哽咽，我的热泪也数度盈眶，不禁也回顾了这些年与三和的缘分。十多年，三和一直温暖着我，我从三和收获了这么多，却不知老师们曾经这么难，我也不曾为三和奉献过什么。今后三和仍将继续照亮我，我却仍然无力为三和添很多柴火。唯有遵循诸位老师的谆谆教诲，牢记"为生民立性命、为往圣继绝学"的初心，好好学习、身体力行，生命不息、奋斗不止。黄老师讲课时引用一句话："无奋斗，不青春！"我也要引用来激励我自己：无奋斗，不中年！无奋斗，不老年！！

2. 以火立极，一气周流

与之前大课主要讲心性修养不同，刘老师最近两次上课开始加入医理的内容，这一次课讲得更多，很系统地给我们捋了一次扶阳的理路。钦安卢氏扶阳的基础理论，即人生立命在于以火立极，坎中一阳是生命的根本，坎中一阳来自乾元一气，因此二气即是一气，阴阳可以合一。下医治病，中医治人，齐人以礼，治气就是治人。扶阳扶的是一气周流，仲景113方都是补元气，六经辨证其实是察看一气周流受到阻碍的部位，有归根才可有持续的周流。除了坎中一阳的相火，老师还谈到了离火，也就是君火。谈到君相二火的关系，君火方面的扶阳，更完整地去认识生命、维护生命。谈到了"痰"和"癥"、"痛"，以及杂合而治。这些观点，老师在不同的场合多次讲过，书上也有，之前听过看过，好像也知道，但心里并没有真的明。这次又听老师讲，才如醍醐灌顶，豁然开朗。也许是积累的力量终于到了，我更觉得是当面聆听与传承更近，力量更强，真希望这样的机会能够多一点。

刘老师谈到跟从卢师之后，思维方法的改变，也就是知道要推到极上，回归到一上。从一的角度思考问题，在一的层面，就没有了对立，没有了非此即彼，学问就大不一样，在生活中也是如此。回到一上，才有包容，才没有对立，不良情绪的问题才可以得到解决，人生的很多矛盾才能消除。这不光是为医之道，也是为人之道！由此也可见中医、中华文化的博大精深，为何下医可治病，中医可治人，上医可治国？因为道理推到了根上，就放之四海而皆准，用到什么地方，就能解决什么问题。

我也由此明白老师给我们安排学习内容的良苦用心。人生立命在以火立极，扶阳扶的是一气周流，一气需归根，治病必求本。何止治病需如此，学习需如此，人生很多事情，都需如此。老师说在学习中医上，经典就是根，诵读经典就是归根。中医经典之上，更有中华文化的深厚背景。学医先学道，再学理，之后才是法，最后才是方药、方针，这是从根开始、从根出发的一气周流。老师对书院学习内容的安排，是遵循了这个次第，让我们从高处开始，逐步往下走，这是一条似迂而反捷的路径。在学习黄帝内针的过程中，我已领略过这种似迂反捷的妙处。这一次听课，更进一步明白，似迂反捷，真的是似迂反捷！因此也深深感慨，有此明师，是何等福气！有此明师，何愁医路不通！

3. 三世医学，杂合而治

刘老师在课上，谈到了"三和"新的含义。在之前讲的"内三和""外三和"之上，加上了"三世医学"的理念。"医无三世，不服其药"之语早已有之，刘老师提出了三世医学不在于医传三代人，而在于医经、经方和导引这三世医学的融合，这是个全新的说法。刘老师进一步谈了医经医学和经方医学的源头，医经医学更多看《内经》，经方医学的原貌可能要从《金匮要略》去认识。认为仲景将医经的骨架，填充经方医学，写成《伤寒论》。《伤寒论》杂合了医经医学和经方医学，而在运用上以经方医学为重，对医经医学有所忽略，这是一种矫枉过正。现在，三世医学的融合，要在医经医学和经方医学之上，再加上导引医学。指出导引医学是我们体证生命的医学，导引不仅仅是强身健体，更重要的是认识生命，体察生命更内在的东西。

我感觉这是刘老师在这个年龄，这个人生阶段，还能在学术上努力思考和探索，尚能提出"大时代必有大手笔"，这种老骥伏枥的精神，令我动容，也令我羞愧。我常常感慨自己老之将至才开始学医，常有时不我予的悲观情绪，实在不该！刘老师希望三和学子能在导引医学上努力探索，更期待三和学子学习之后能投身到三和的事业，是在"为生民立性命，为往圣继绝学"的初心之上，为我们提出了更具体的努力方向。

4. 日常功课践行报告

这次课，刘老师和黄老师都谈到了诵读经典、学习积累的重要意义，刘老师指出读经典就是归根。黄老师指出读经典首先要信受奉行，既然选择了老师，就信他，老老实实地去做，自然会有收获。并指出学中医首先要弄清阴阳这个基本的点、阴阳不是某家学说，是天地之道，阴阳不以数推以象之谓，要求我们去感受。要把眼光收回来，观照自己，自己先有觉，才能感知外面的事情。黄老师说：你信了行了最后得到的是自己，否则得不到的也是自己。功不唐捐，有些事情看起来好像是笨，但笨人自有笨福。这些非常珍贵的学习经验，老师们一再反复地讲，可谓苦口婆心，我们除了老老实实地去做，不应该有别的想法。

两句话激励自己做好坚持，那就是：克己复礼，功不唐捐！

朱婷婷－北京1班【大课感悟】

1.大课感悟

此次大课刘老师谈到了"真正的学问必须克己复礼"。孔子云："克己复礼为仁。"可以说克己复礼是孔子一生的追求。一方面这是孔子面对春秋时代礼崩乐坏的局面，一直在坚持推行恢复周礼，"周监于二代，郁郁乎文哉，吾从周。"而孔子以"克己复礼"来回答颜渊问仁，又可知这是孔子认为个人到达"仁"境的标准，也是达到的途径方法。后世尤其是宋明理学修养论不断强调于此。《尔雅·训诂》言："克，胜也。"朱熹认为："己，谓身之私欲也。复，反也。礼者，天礼之节文也。为仁者，所以全其心之德也。"我们现在对于克己复礼的理解也来源于此。刘老师对克己复礼的解读让我重新思考此题。《说文解字》中说"克，肩也，象屋下刻木之形。"后代进一步解释"肩，任也……能胜任此物谓之克。"复可理解为反复，由此克己复礼，可能不仅仅是克服自己的私欲，而是"自己能够反复不断地学习与实践礼便能达到仁的境界"。礼者，理也，是多方面的。而克己复礼是达到仁的途径和方法，这是毋庸置疑的。如刘老师所说，克己的意义是多方面的，首先要关照好自己的心神，让自己的心身能够有取有舍，再加上正确的方法日积月累，便可以达到君火以明的目的。只有君火以明了，我们的内心才能够坚定，不容易为邪气所伤。修身重要的一点就是修心，我们的日常功课也正是为了关照内心。

此次刘老师授课对我触动的第二点是一、二的层面。我们看待问题常常停留在二的层面，非此即彼，站在彼此的对立面，所以对他人与我们意见不一时，经常就会恼火不悦。听到这里，我反观内心极为震动，惭愧不已。此次我们班有位同学遗憾被淘汰之后，我也是在反省自己，因为在之前的交流沟通中有一丝丝不愉快（作业互评时，我认为他的作业不符合书院要求，因此评分不高），加之他不是一个我认知中"听指挥"的同学，所以在沟通的过程中我内心已经将他放在了我的对立面。我把作业的形式看得太重要了，而忽略了其中的思想。尤其是看到书院老师对他作业的评价后更是惭愧不已，"在我们看到同学种种不是的时候，有没有看过自己是不是还有改进的地方？书院到底是培养意气风发有独立思想的年轻医生，还是培养都是一种模式唯唯诺诺亦步亦趋的照猫画虎者？"书院老师的眼界及大爱，让我看到了自己的刻板与狭隘。在他离开后，我内心生出些许的愧疚，我内疚自己没有当好书院和他沟通的桥梁，我内疚自己的想法思维太狭隘，而没有帮助他完成学业。此次刘老师所讲的许多事情"其实没有对错，不要站在对立者的角度看问题，实际上就是包容"，对我来说是及时的提醒。

2. 课后践行报告

每日功课仍在进行之中。最近在诵读《伤寒论》和《经方实验录》，如刘老师所说，诵读就是临帖，诵读的根本也是归根经典。另外在组织委员的建议下班级群每天都有同学分享内容，每日都可以从中汲取力量，开阔眼界，觉得特别好。两次大课之间，我们班举办了第一次讲会活动。特别感谢赵帅同学分享的《药香传奇》，经过此次闻香、品香、识香活动，当晚我感觉自己的某一窍仿佛打开了，找到了情绪的出口，第二天在读文章时就会流泪，但不是悲伤的哭，流泪几次之后觉得心情特别舒畅。

最近我开始反思自己，做自己认为善良的事有出发点吗？好像并不是所有都带着无为的心做的，自己并不是无欲无求、心无杂念。孟子云"学问之道无他，求其放心而已"，这个放心就是断除妄想。现在自己做每一件事的杂念太多了，都是为了求什么去做什么，结果往往事与愿违。"无为而为者真，有为而为者假"，此之谓也。在生活中也是如此。我和我先生两个人性格截然不同，他在我看来有些迟钝，我相比较他来自诩"灵敏"，反应快、对于事物的联系也快，甚至说话也快。但看似迟钝的他在生活中往往不经意间给我好多"生活智慧"的启发。我觉得他的心比我的还要柔软善良，有时往往不经意间的一句话就能将我的眼泪引出。就是我觉得他比我要真，我花了太多的精力放在如何应付这个社会的人情世故上面，而他说不愿意也好说不开窍也好，在这方面确是很少杂念的。回归纯真，回归纯洁的、无知无欲的自然本性，最简单的往往是最有力量的，"乾以易知，坤以简能"，我们用复杂的眼睛去看待世界，世界就是复杂的，我们用简单的眼光去看世界，这个世界就会变得非常简单，心可能也就不那么累了。

四届同有班第六次大课作业择录

刘蓉-西安班【大课感悟】

这几天脑海里一直萦绕着一个感受，在书院的学习历程已经过半，自己才好似刚刚进入一点状态，与老师同学们的链接管道也才渐渐打开。很多的东西，诸如知识、情绪、诚意，还有更珍贵的——见地（见三和课堂文章《在这里，不要错过比知识更珍贵的东西》），好像在慢慢地、一点一滴地流入我的生命。就像读一本好书，越是读到最后，越舍不得一下读完，剩下的学习时光更要加倍珍惜。以下是本次大课的体会与感悟，与师友分享。

1. 能够享用中医是一种福分

刘老师课前介绍了几位特别的嘉宾，好像是为拍摄有关中医的影视作品而来。这是好事情。这些年能够进入大众视野的有关中医的优秀电影和电视剧不是很多，我自己看过的除友人推荐的《黄连·厚朴》《老中医》之外，也就只有考取书院之前必看的电视剧《医道》了。影视是大众喜闻乐见的传播形式，中医的著作浩如烟海，汗牛充栋，我辈专门的学人都时常觉得自困其中，更何况百姓乎？

我们国家历经几次重大的变革，中医文化几经风雨，所以大众的普及工作还是必须和重要的，正如刘老师所说，不了解就不可能有认识，不了解就不大可能去选择，选择了也会退却。身边有太多身为宝妈的朋友，孩子感冒咳嗽时只有一条路可走：去医院输液，做雾化。

孩子和老人是一家的重心，我们这些做父母做子女的，如果能够多一些常识，多一些临证的从容，利用好老祖宗留下来的瑰宝，我们自己和身边的人又会少受多少疾病之苦累呢。仔细思量，能够享用中医确实是需要福分的。

2. 仁者爱人

要当好"爱人"，一定是仁者。

平日里，我们对初次见面的人介绍自己的另一半，一般会说"您好，这是我的爱人"。"爱人"这个词，打出来时早已没了当年谈恋爱时的脸红心跳，而是变成了一个符号。大课上刘老师的解读，一语点醒梦中人："仁者爱人"——要当好爱人，一定是仁者。扪心自问，在日日烦琐、柴米油盐的家庭生活中，确是争执抱怨冷漠疏离更多一些。至于"仁"，只存在于讲出去的大道理和写出来的文章中而已。

与孩子爸爸结婚十四载，虽也是风雨同舟，并肩而行，但平常日子里也不是没有磕磕绊绊，尤其在生活习惯方面。他和我都是家中独生的孩子，他因为公婆从小娇惯，只求专心读书，不让做一星半点儿的家务。结果便是婚后直到今天，家中一日三餐都只有我一人操持。年轻时性格刚硬耿直，言语犀利嘴不饶人，常常为此事争吵，就像刘老师说的，对立了就先是指责。可相互指责除了伤人伤己伤感情，对现实生活没有任何的改观，后来年岁渐长，慢慢地也不吵了。

我观察那些把日子过得很好的家庭，也观察我的父母，不是说他们的生活中就完全没有争吵，而是他们总能看到对方身上闪光的一面，而我却老是吹毛求疵。我看到自己不够"信"，不信那颗人人本有的"光明"！包括自己。是隐恶扬善，还是揪住对方的短处不放？有了孩子以后的这些年里，即使工作再忙孩子爸爸也总是能够用心陪伴，虽不会做饭但是碗洗得很干净。对待我生病的父母，也是尽心尽力，并无二般，渐渐地，我能看得清自己身上的问题了。

太多的时候，我们不应委屈自己，更不该勉强别人。照见自己的偏，也看到他人的善意和努力，希望自己能慢慢地一点一点往"中"上走。"礼之用，和为贵。"和的表象是不同，不同才需要和。能与己和，与人和，与事和，离幸福美满的日子也便不远了。

3. 创造不病的因，操作果之外的东西

刘老师在课上抛出了一个问题，就是如何去把阳扶持好，让阴饱满充足。这个问题值得每一个人认真思考。

《内经》云："年四十而阴气自半，起居衰矣。"四十岁以后，我们的睡眠功能减弱，

阴藏精的作用开始打折扣了。这样的情况下更应早睡，我自己对此就有深刻的体会，过了十二点，人反而精神得很，想睡也睡不着了。

我们都知道最佳的睡眠时间为"亥子丑"三个时辰，子时为一阳生，为阴阳交替之时，若不能入睡，直接损伤的是坎中一阳，长此以往，坎阳亏虚，各种疾病应运而生。"亥子丑"这六个小时相当于一年中的冬季，冬主收藏，收藏对生命来说就是归根。归根是生命维持并且健康的保障，对常人来说归根最重要的方式就是睡眠，长期休息不好最直接的就是损耗心阴和心气。前些日子老同学们相约一起跨年，实在抹不开情面答应了，一堆人吃喝聊天，到家已是半夜。第二天整个人感觉神气萎靡，精神不振，2022 年的开年没有起个好头，真是懊悔不已。

另有一件事对我的触动也很大。去年疫情被困家中时，孩子爸爸从网上买了一台椭圆机，这样足不出户也可运动。当时没有什么问题，每日上午，一家大小定时定点轮番去报到，确实没有像身边朋友那样"疫情胖三斤"，在家读书学习，规律运动，每个人的精神状态都还不错。后来疫情过去生活重新回到正轨，锻炼的时间被安排在了饭后的时间，明知晚间不该运动，可想想体重秤上减少的数字，还是忍不住继续挥汗如雨，把古圣先贤诸师的话抛到了脑后。持续几天后，出现了失眠的症状，停止晚间运动后慢慢恢复如常，这是阳不入阴引起的啊。

现代人崇尚"生命在于运动"的理念，身体不适或是生病时往往认为是缺乏运动所致，很多人定时定量、持之以恒地运动，但我们并未因运动得益，这是不明运动原理及不合理运动导致的。卢师在《扶阳讲记》中提到"动能生阳，也能耗阳"，运动的本质是加强气血的流通，适合于阳气尚足但气血不畅之人，或为饮食厚腻，或为久坐不动，或为思虑过度，但不适合于气血大亏之人，因为虚人阳气固摄的功能不足，运动后阳气耗散致阳气更虚。

另外运动属生发，应该是春夏白昼之事，晚上运动健身，看似弥补了白日的运动不足，其实是违反了"生长收藏"之序。而在养藏的冬季也不适合太过剧烈的运动，冬三月要"无扰乎阳""无泄皮肤"，大量运动出汗会影响阳气的收藏，使肾阳受损，当引以为戒。所以生病有生病的因，那么相反的，我们也可以创造不病的因，操作果之外的部分，或是改变那些可能致病的不良习惯，养生而不害生。在相对的层面尽可能延长生命的长度，提高生命的质量，这是我们每个人的课题。

4. 人生一路都是考试，没有磨难就没有如今的自己

这句话是高圣洁老师说的，七十多岁的人了，一直站在那里几个钟头为我们授课，与三和的诸师一样，皆是恒德的典范。高老师说自己这不叫上课，叫分享，在我看来，最平实的语言和行为最打动人。她讲到过去几十年对自己下的狠功夫，讲到自己在过去那样一个社会背景下受到的不公，又如何将这些不公化作人生前进的动力，听了让人动容，非常赞叹。她说人生一路走来都是在考试，每一次磨难都是历练，成就今天的自己。真诚的话听一次有一次的收获，走入心田春风化雨，助我们踏实前行。

四届同有班第七次大课作业择录

王诗琦－网络班【大课感悟】

本次大课期间，龚琳娜老师给我们带来了不一样的课堂，特别有趣，有活力，让人上完了一整堂课以后，感觉心情都好了很多，在课程期间我总是很想开怀地大笑。并且我发现龚琳娜老师，她的声音简直就跟少女一样，特别的柔美，中气又十分的充足。在没参加三和之前，还记得对龚琳娜老师作品的初印象是《忐忑》，当时就觉得这首歌特别的别具一格，有活力，有一种敢于做自我和真我，不惧他人眼光的感觉。有的时候在 KTV 唱《忐忑》的话，也会感觉心情都特别的舒畅，好像有一种补给能量的感觉，还有疏肝解郁的疗效。

尤其是龚琳娜老师告诉我们要练气，在很幸运地上到了一堂大师级别的音乐课后，我发现自己在气这一块，真的感觉自己的气力不够，要着重培养自己的气力。

再结合第二天刘老师给我们讲课，让我印象最深刻的，就是"不能喜从而恶违，在真正的德行提升后，君子才会过来"，要求我们自己要时常自省。这两堂课下来，我对于自省和气，联系这一段时间自身的经历，突然就有了很多的感悟。

自己现在是准备考研的这样的一个状态，然后每天都在学习，也会有些轻度的焦虑吧，长时间的久坐，也包括自己一些不良的体位，造成了算是对于我而言的一场大病。起因是因为一次打羽毛球急性腰扭伤，去医院诊断说是骨关节紊乱、骨错缝，还有腰椎间盘突出压住了神经，包括软组织损伤。那几天真的精神特别不好，而且特别疼，躺不得，坐不得，什么姿势都不舒服。也因为让父母很晚来接我，他们的情绪也十分不好，造成了一些家庭矛盾。那几天心情也特别差，长这么大，都没那么哭过。而且与此同时，我感觉这一个月的日常功课，完成的是最差劲的，可能正是因为这段时间我的心力已经快要透支了，有很多天没有上传录音，或者导引的时候，静不下心来，感受不了自己的身心状态。在练字上，因为这段时间不能够坐，坐一会儿就疼，也是有一段时间没有上传练字的图片，觉得这段时间自己很颓废，很差劲。

然后我自己找到了原来在五行针灸交流会上的一位师兄给我治疗，他就职于省中医院。他除了帮我治疗此次的病痛之外，还帮助我正式直视了我现在的状态，原来我并不是像自己想象中的那么好。就简单来说我对很多事物，只有麻木了，我以为现在不焦虑了，不去多想了，好像比原来已经成长进步了很多。但这种取而代之的麻木其实也是很伤人的，我发现很多时候我的脑子其实是空白的，对很多刺激我的、伤害我的、鼓励我的，我都可能会觉得无感，我的感知能力下降了很多。而且我现在很害怕嘈杂的环境，甚至现在会很害怕雷声，有时雷声一来会被吓得发抖。但其实小时候我不是这样的一个人，是很阳光、很胆大、很有活力的。通过这次病，我认识到我心气虚，阳气不够充足，因为心肾相交，所以也累及了肾，肾不好，然后相对反映到腰上，造成腰部疼痛。包括这次进行体检的时候，师兄也发现我的呼吸深度不够，自己也是时常有种肾不纳气的感觉。

所以，首先，我要感谢这次的病痛，让我及时发现需要调整自己的状态。麻痹自己的心不是治疗焦虑的方法，不是逃避躲避就可以解决问题的，我也发现我自己内心症结根本所在，其实我是一个需要被关怀和鼓励的人，我需要父母的关怀。并不是说现在二十多岁了，我就要逼着自己变成我所认知的"大人"，学会一个人去承担压力，报喜不报忧，而是觉得自己不应该去索取和讨要关怀，认为那是一种幼稚的行为。

其次，我要感谢我的父母，我们进行了沟通，通过这次的病痛，父母也会更好地正视我的需求，母亲也对我做出了很多让步了。我觉得她在一定程度上也对自己进行了自省，她承认她自己确实会因为工作上的压力而对我有一些疏忽，或者有的时候情绪和表达方式会有些不当。我感觉因为这次病痛，我跟他们的关系好像更近了，我的心好像慢慢开始温暖起来了，那这样的话阳气也会油然而生吧，就不会再像之前那样心有余而力不足了，这也是一个很好的开始。

最后，我还要感谢这一次生病给予我鼓励和温暖的所有人，比如我们网络二班的辅导员，在知道了我的近期情况后，对我进行了慰问和鼓励，我真的感觉很温暖。我觉得三和书院除了三和本身吸引我之外，三和里面的人是最可爱和最珍贵的，也是真正能够抓住我，想让我一直留在三和的动力。还有就是为我治病和帮助我正视我现在状态的师兄，以及一直帮助我的一些朋友们，他们在我回家养病期间的问候，还有帮助我完成学校学习任务的安排，都让我觉得我不是一个孤单的人存在于这个世界上，我是一个很幸福和很温暖而且被爱着的人。我也深刻地知道如果是靠恨意和赌气是不能走长远的，只有调整好了心态，我才可能更好地轻装上路。面对好接下来的考研生活，也很希望考研能够成功考到有书院线下班的城市，再进一步报考三和班。只能说慢慢来才比较快，希望自己是提前准备，而不是提前焦虑。

所以这一次课，还有这一段经历，我都感觉很感恩。让我更加明白了，对于我而言，我觉得除了要自省，自省完了以后要去面对问题，然后还要去沟通，沟通的话如果有好的结果，就需要去感恩。感恩的话呢，又可以培补我的正气、阳气，使我身心能够更加健康，做一个真正健康的人。我觉得从参加同有班到现在快接近尾声了，我才从真正意义上找到了自己，也发现了于我而言同有班真正的意义，我还要感谢这一路我碰到的所有的贵人，给予我的帮助。感恩！

朱晓宁－西安班【大课感悟】

这次课程，践行刘力红老师中国文化"礼乐并重"的观点，首先上了一堂声乐课，然后是刘力红老师、赵江滨老师的授课。

1. 龚琳娜老师的声乐课

课前预习，才知道和龚琳娜老师是"旧相识"了：《忐忑》流行时，我家孩子拿着手机让我听这首歌，问感受如何。课前，根据班委的提示，在网上听了一段龚琳娜老师的声乐训练课，以多了解一下。课前我一直在猜：这堂课，该上什么内容呢？现在知道了，这堂课，可以说是精彩纷呈，龚琳娜老师从"精气神""天地人""中正和"三方面，有练习、有经历，更有感悟，对学员进行了全方位的声乐方面的洗礼，使人神清气爽、兴奋难已。我印象最深的，是五音练习，《二十四节气歌》，韵律节拍，悠远绵长，声声入心，回味无穷，如饮醇酒，使人欲罢不能。我一下子想起了曾经听徐健顺老师的吟诵讲座，同样地引人入胜，难以忘怀。当然，龚琳娜老师的声乐功底非常深厚，涉及范围广泛，多角度、多风格的展示，使我们享受了一场声乐的盛宴。龚琳娜老师的音乐成长之路，也使我感慨万千：一是天才的成长，也需要通过努力积累；二是纯真的天性，更加接近道的境界，更易入道；三是入道门径万万千千，懂了以后其实是万法归一、一以贯之、理明而事通。龚琳娜老师说出来的许多感悟，基础缘于自身声乐艺术的修习，助缘是单纯的心性和经历（或者说持之以恒的艺术追求），机缘则是大的社会环境顺遂，而有些小小的挫折和波折则是逆缘加行，这些都有利于人的成长。

课后，我特意从网上找了部分龚琳娜老师《二十四节气歌》，专门听了一下，真好！忽然有个想法，将传统诗词的唱法收集起来，对比来听（龚琳娜老师的《二十四节气歌》唱法明显吸收了传统诗词曲目唱法的元素），也许更有感受，更有意思。

2. 刘力红老师授课内容

刘老师从武汉抗疫回来隔离期间接受采访的内容说起，联系到俄乌战争和国际形势，讲到两端之争，回到"疫"的来源，目前疫情的发展变化以及可能的应对措施，再到中国文化修养的内明之学，提到不同文化背景下应对变化的不同认知：以变应变和以不变应万变，指出中国文化的根本所在就是以不变应万变，万变不离其宗！

宗，即中，这是中国文化的特质，"中也者，天下之大本也；和也者，天下之达道也"，"致中和，天地位焉，万物育焉"。同时，刘老师结合自身最近的经历和体验，提出这个中和，不仅要认知和觉知上达到，更要从实践上起用。这就引出修行的几个阶段：渐、悟、修、行。对于如何修炼，刘老师再一次强调指出，内要持中，外要谦和，君子和而不同，相互交流、学习，就是和谐。守住了正，达成了和，才能对抗（外界的）变化，对当下疫情，刘老师也从以不变应万变的角度，分析了如何规避、防范、应对。《内经》对"非时之气"是如何描述的，当下哪些做法是有效的；现代化对地球物理气候环境的影响以及与疫情的关系，如何从更大的（时间）尺度看待当下的疫情发展，如何进一步强调和做到"正气存内，邪不可干"。刘老师指出，以不变应万变，不能简单地理解为一成不变，而是内在有随机应变的机制，是合乎规矩的变，正如《灵枢·本神》指出，"天之在我者德也，地之在我者气也，德流气薄而生者也"。符合天地之气，掌握内在之机，才能应万变。

刘老师梳理历史，阐明黄帝的精神——"黄中通理，土德在中"。在历史社会中的演变，对中医如何保持"中和"达成"正气存内、邪不可干"的思考。结合三和书院提倡的士子精神，希望感召、聚集一批人，共同思考，对时代有所贡献。同时提示，在学习的路上，还要考虑，如何把书院的东西变成自己的东西，在成长中要注意什么。刘老师引用清代孙嘉淦《三习一弊疏》，"事当极盛之际，必有阴伏之机。其机藏于至微，人不能觉。而及其既著，遂积重而不可退。"指出学子要谨防三习一弊："耳习于所闻，则喜谀而恶直。""目习于所见，则喜柔而恶刚。""心习于所是，则喜从而恶违。""三习既成，乃生一弊……喜小人而厌君子是也。"刘老师提示学子：任何人、单位、家庭、班级、团队等都要思考是否有三习，一旦有了三习，必然远君子亲小人，祸患无穷。所以要规避三习，从而避免流弊。刘老师反复指出：君子和而不同，作为书院学子、班级，一定要警醒、提醒、自修，提升德行，感召更多同气，共同成长。

3. 赵江滨老师授课内容

赵老师从自身成长经历体会入手，谈了对中国文化的认识，如梁漱溟所言：中国文化开启人的内在自觉。指出中国文化强调道德，如医者的《大医精诚》、儒家的五伦八德等，都是要求自己的，要自我觉察、自我精进，"造次必于是，颠沛必于是"，成就内在品德。每个人要成长，就必须从自性中发掘出来这个。只有走向自性，才能更好地面对自己和世界。赵老师从自己的经历中，总结出了一些观点：不得舒展，就会有怨恨；人生舒展了以后，一切都是顺理成章的。所以遇到问题，都要从内在理顺一下。赵老师从自己父亲的状态变化，"老吾老以及人之老"，谈到当下的中国老龄化社会，指出要理解不同年龄（老年人）的状态，生命中累积的一些从前压下的东西总要放出来，要主动调整、适当释放。赵老师还指出，要照顾好自己。自己有了力量，给予才更全面。生命有了舒展，才会绽放得更好。

4. 心得体会

三位老师，或通过艺术呈现，或通过理论阐述，或通过经验体悟，从不同的角度，用不同的方式，讲解了一个道理：中和，即德行，也就是重修养、求德行、达致中和。说来说去，还是做好人，做好自己，做好事情，做好传承。这是过好自己日子的前提，也是弘扬士子精神、传承中医道统的前提，更是社会和谐、总体健康的前提。

如何做个好人，做个有担当的士子，做个能坚持中心思想以不变应万变的传承者，离不开读书养气，在传统文化中涵泳；相互感应，在同气同行中感召；经事炼心，在红尘烦恼中砥砺；择善固执，在现实生活中历练、检验。

同有班一年多的学习过程，从最初的兴奋、惊奇，到落实每日功课的坚持、守护，再到最后的一丝丝明了和感悟，觉得似乎打开了一扇门，可以窥见另外一番天地。这个天地，不是以前普通方式读书感受到的内容，而是似乎渐渐明白什么是真与假、什么是有与无、什么是识与见、什么是聪与慧、什么是理与事，什么是体与用……但是，一切其实还是有些模糊。我心里知道，这条路是对的，但是很长，缘于我们在另一条小路上漫步太久，性情、习惯、心理、见识、期望等，都有些同化于那条路，转变需要时间。好在古人有言："朝闻道，夕死可矣。"古圣先贤早已为我们树立了典范和榜样，我们只要不忘初心、择善而固执之，天道酬勤，终会有成才之日，进而有荷担起中医道统、成就中医事业之日。

孙燕－郑州班【大课感悟】

春分时节迎来了书院的第七次大课，看到龚琳娜老师淋漓尽致地用音乐释放自己，刘老师比原来精神许多，赵江滨老师的成长和舒展，心生欢喜，感悟如下。

1. 龚琳娜老师讲的礼乐之道

一直对龚琳娜老师的课程充满了期待，一则是想知道音乐和中医的联系，二则是更想看到神曲创作者这么一个活生生的人生命状态有何特别。龚琳娜老师那么亲切，生活化地教我们气沉丹田做"嘻哈"的练习，一会儿便觉得身体通透起来。"宫、商、角、徵、羽"五音的练习，以及那么有感情地唱《花非花》。教丹田发声时，体会到了"声音始于丹田，发于喉"。跟着老师一起练习发声，喊出来，唱出来，感觉身上每个细胞都活跃了起来，气血充盈。

在她的分享中听到了"宫、商、角、徵、羽"五音的旋律。宫 gōng、商 shāng、角 jué、徵 zhǐ、羽 yǔ，起源于春秋时期，是中国古乐五个基本音阶，相当于西乐的 Do（宫）、Re（商）、Mi（角）、Sol（徵）、La（羽）（没有 Fa 与 Si），亦称为五音。中医的经典著作《黄帝内经》两千多年前就提出了"五音疗疾"的理论：在古代，真正好的中医不用针灸或中药，用音乐。一曲终了，病退人安。《左传》中更说，音乐像药物一样有味道，可以使人百病不生，健康长寿。古代贵族宫廷配备乐队歌者，不纯为了娱乐，还有一项重要作用是用音乐舒神静性、颐养身心。百病生于气，止于音，就是根据中医传统的阴阳五行理论以及五音分属五行木、火、金、土、水，通肝、心、肺、脾、肾五脏，用角、徵、宫、商、羽五种不同音调的音乐来治疗疾病、养生，从而获得阴阳平衡。况且声音里面确实是带有能量的信息，通过它可以做正负能量对换。

龚老师充满激情的课程，让我感受到了夏天般的热烈，跟随老师唱歌的感觉，正如老师写的"精气神"都鼓荡起来了，感觉到满满的生命活力。同时也跟随老师感受到了各少数民族的音乐特色，仿佛老师带着走进了大自然当中，到了高山上，到了流水旁，走进了大草原，听到了马的嘶叫风的怒号，听见了小羊的咩叫，这就是真正的"乐"了；感受到了生命的另一种状态——感性！正如她讲的"唱歌是为了激活所有的生命，它是一种生命力的象征。"音乐是一种超越语言的表达形式，当龚老师对着群山，对着树木，对着牛，对着马，对着小羊等小动物唱歌……当马跑到她面前蹭她的手臂表示友好……我们的心也是柔柔的。当歌唱之音和大自然产生共鸣，生命内在的热情被充满正能量的歌声激活，这是很好的疗愈过程！突然有了学习声乐的冲动，太美好了！

2.刘力红老师讲的中和之道

刘力红老师通过疫情向我们说明"万变不离其宗"，只有找到"中"，才能以不变应万变。否则，我们永远都变不过所谓"致病菌"的进化，要"共存"，而不要你死我活，非此即彼，"仁者无敌"，不树立敌人就没有敌人！刘老师从最近的疫情反复开始讲起，他认为人类对环境的破坏导致地球在一定程度上远离了中道，给予了病毒生存和传播的土壤与环境；人类因为自身的中道平衡打破，免疫力低下，也给予了病毒生存的环境而感染新冠。而中医主要靠抓住"万变不离其宗（中）"的"中"进行疗治，那么，我们用中医的原理来中和身体，祛邪扶正，盈泻虚补，便能达到身体的阴阳平衡、中正平和，疾病生存的土壤没有了，病毒自然就离开了。

中医认为"疫"为非时之气，是"毒气"，面对此首先要做的就是"避"，内经中也早有"虚邪贼风，避之有时"的警句。由此让我不禁想到了老师之前所讲授的《素问·刺法论》的内容：黄帝曰："余闻五疫之至，皆相染易，无问大小，病状相似，不施救疗，如何可得不相移易者？岐伯曰：不相染者，正气存内，邪不可干，避其毒气，天牝从来，复得其往，气出于脑，即不邪干。"并指出了可刺十二经之源的刺法。天牝即为口鼻，书院日常的功课要求导引，三和也推荐给大家杨海鹰老师的"吐气法"，正是在让大家关注、反求自身，做好呼吸这一看似最基本的事，顾护好自己的"玄牝之门"。戴口罩，穿防护服为什么能起到预防作用，正是起到了避其毒气之作用。

刘老师说"中国文化是内明的文化"，还谈到清代孙嘉淦的《三习一弊疏》："喜谀而恶直、喜柔而恶刚、喜从而恶违；三习已既成乃生一弊……喜小人而恶君子。"这也是人身心不和不正不平衡的表现，所以我们时刻要关照内心，让中正平和之道时刻彰显。孔子曰"一日三省"；我们要时常反观自己，要有清醒的状态：看自己是否沉溺于别人的奉承话而讨厌逆耳之言；是否看惯了讨好的行为而讨厌耿介之举；内心是否习惯了温顺服从而讨厌违抗拒绝；是否能够明确自己所处环境的"和"与"不和"……时常自我觉察，自我规范，及时地归正自己，抱朴守一，身心安稳，这也是三和书院办学的宗旨。

3. 赵江滨老师讲的舒展之道

赵江滨老师的分享让我感受到了春天的气息。《素问·四气调神大论》云："春三月……天地俱生，万物以荣……生而勿杀，予而勿夺，赏而勿罚，此春气之应，养生之道也。"一年有四季，一天有四季；人生也有四季，孩提时代就是人生的春季，顺应春季的升发，才有夏长、秋收和冬藏；中医不仅仅是治病的学问，更是人一生的必修课！赵老师以他自己的成长之路告诉我们，人一定要舒展，就像春天的树木一样，要见阳光，要尽情释放自己，只有舒展开来，我们身心就能康泰，也更能帮助和温暖别人。

最后，感恩各位老师们的分享，在春分时节上了一堂生发人生的大课，相信接下来的季节会有满满的收藏！

附：大课作业片段摘选

李书爽 - 北京2班

听到刘老师讲"用通业打破专业的壁垒""功在事外"时，突然理解了上次大课刘老师讲的"进得去还要出得来"。走进去，是为了真正地理解与掌握；走出来，才是真正悟到，真正能够做好。我们既要"为伊消得人憔悴""众里寻他千百度"地向里精专；也要"蓦然回首，那人却在，灯火阑珊处"地悟出。

赵慧辉 - 北京2班

一个人是否能学进去，是否以后有成就，首先取决于他对所学是否有着发自内心的喜爱。一个人只有真心喜欢先人的智慧，才能领略到先贤之学的精妙。而且，古人的智慧之所以能够长久流传下来，就足以证明这种智慧是真正的精华。认真对待这份财富，我们才能从中受益。我们学习古代经典也是如此，没有信而好古就谈不上继承，更谈不上发挥和创新。所以对于我们来讲，信而好古是第一步。

梁俊莲 - 上海班

我对中医的信也如油灯里快燃完的灯芯，勉强支撑着……直到遇见同有三和，按照书院的要求修习，到现在，我感觉整个世界都变得美丽了！油灯里的灯芯换了一根新的，灯油都加满了！书院推荐的书，每一本都不由得赞叹，看钦安先生的书，如拨云见日！看《扶阳讲记》犹如看到刘老师和卢师的研学讨论。看完书跃跃欲试，学有所得有所悟，这样的学习才快乐！我的信又加固了，从理论上，从实践中一起完成了信的加固，一如刘老师所讲。

褚庆鹏－北京 2 班

应该说经过由非医到医的转变，内心感慨良多，归结为一，内心的力量才是根本，"心之力"才是一切的源泉。而要滋养我们的内心，其实很难，远比消耗心能难得多。

张鸣－上海班

首先要把这个心立住。这个把心立住，我想应该至少有两个层面，一个是心有所向，即正能量地看待世间万物；一个是心有所依，即找到自己的安心立命之本。

肖红－网络 1 班

来到书院学习，越来越体会到书院老师关于导引、诵读、习书三项日课的良苦用心。老师，就像坚守着古法炮制中药的老药工，我们就像刚采回来的草药，在老药工一丝不苟地洗、切、炒、蒸、炙、晒……的过程中，慢慢去掉了杂质，降低了毒性，升华成一味味治病的良药。

张鸣－上海班

像圆一样，周而复始、反复其道。我坚信在取得质变之前，量变是很重要的。因此，为了更好地完成日常功课，我调整了生活节奏，每天早上 5 点 50 分起床，认真完成三项功课之后再去上班，充实从清晨开始，一整天都不会觉得虚度。而我也从内心里感恩自我觉察、自我反省、自我相处这三个功课环节的设置，促使我更好地进行健康、精力和时间管理。

朱小会－郑州班

三和书院的日常作业设置，都是离不开"感"的。导引，首先得让自己安静下来，放松身心，关注身体的感受和变化，是内观。让在快节奏的生活中，暂时地放下一切，清空一切，身体得到很好的休整。长期坚持身心都获益。感知力也有了很大提高，特别是诊脉的体会上。在门诊给一位女患者诊脉，手刚搭上，我就感觉心里特别地压抑，胸口像压了一块石头，郁闷得很。问诊得知，她之前有过产后抑郁，吃抗抑郁的西药有两年。这种感同身受的感觉太明显了。当然，导引也让我对自我情绪调控的时间大大缩短……

通过这三项日常功课，让你静下来，专心思考中医，让你有得有德。才能更好地做好"止"。澄心、静神、遣欲，进入心流的状态，专心学习经典。

宋联萌 – 南宁班

习书御力以静心宁神，诵读练声以调形养气，导引运气以行津生精，三者亦养精气神者也！功夫就是时间的有效重复与叠加效益！三大功课，需要我们不断精进，反复其道，才能厚积薄发，水到渠成！跟随三和书院的步伐，做好医道传承，未来可期！

朱燕英 – 网络 5 班

刘老师说，唯有祖德可以荫及子孙。是啊，留给孩子再多的物质财富，不如传给他们良好的家风。祖德之于我们人类，譬如根于草木。一棵树，即使被砍得只剩下矮矮的树墩，只要根还在，就还有重新焕发生机之时，人又何尝不是如此呢？祖德在我们心里留下的力量，才是指引我们穿越人生重重迷雾的明灯。

作为一个母亲，我有责任在孩子们心里播种下记祖、继祖的种子。除了重视逢年过节的拜祭，日常生活中还要时时关注、挖掘父辈、祖辈们身上的闪光点，凝聚成鼓舞孩子们的精神力量。

二、精彩答卷

编者按：四届考生在一笔、三笔中，对指定剧目和书籍的观感，对健康和求学的态度，都在答卷时做了丰富的呈现。现将部分精彩文字辑录于此，与读者共绘智慧的风采。

18号考卷 《医道》观后感

初学医术的我们大都怀着一种心态，就是以最少的付出求得尽量多的知识，这或许就是现代这个社会求速的心态使然吧。总想寻找捷径，寻找妙法达到最快最好的效果或者收益。例如：到处抄药方，想碰到治疗多种疾病的有效方剂，而不知随症加减；或寻找能够致富的秘方和单方。观罢《医道》中许浚学医的艰辛过程，使我们明白以下道理。

首先求学态度一定要虔诚。许浚的学医之路，就是先从挑水工，到采药工，再到病舍照顾病人，到最后才能看到医书。可以说，能够接触到医书是非常珍贵的。所以，他才倍感珍惜。只有珍惜，医书里的内容才能产生最大的价值。所以决定成为一个医生，必须发自内心热爱，并且意志坚定。才能够激发自己的力量，有动力去行动实践。

其次，在做人的态度上，要切记"医生所忌，卑躬屈节，医无主见，妄投病家所好"。剧中许大夫在行医过程中遇到了许多不愿依从治疗的高官甚至皇亲国戚，他都冒着生命的危险及时给予应有的治疗，表现出医生的威严和不分贵贱、不媚权势的气节。这样的医生，心中只有病人，只会考虑如何用最好的方法使病人得到真实长远的利益，不会顾及自己是否被误解和伤害。

在许浚一生的成就中，我深深地体会到师道传承的重要性。许浚一生都不敢忘记老师的恩德，继承老师的遗志。他的心永远和老师在一起，那种震天撼地的道义足以使后人生起效法之心。而中国的传统文化的每个方面都需要有师承，言传身教，这样才能使自己与文化融为一体。

许浚的一生，从卑贱不端到明心见性。从心态、人生价值、行为等方面都是我们医学者的明灯。

19号考卷 《医道》观后感

电视剧里面最令我动容的是三积大师在教导道知的时候说的：一个病人要让他看到大夫的眼神时就获得心灵的安定，如果要成为这种大夫必须要有一颗真正矜恤病人的心。这就是医道吧！医路上不光要学习知识，更重要的是同心同德，医生与患者的视野不应该是对立的，而应该看到的是同一个方向。

23号考卷 《士兵突击》观后感

这部电视剧（《士兵突击》）虽然以前就看过，当时印象最深刻的不外乎"不抛弃不放弃"。但是在今天学习过《道德经》之后，我在想，从他们身上，我似乎看到了大道至简的影子，不管许三多这么做的时候他自己有没意识到，他其实一直在形而上的"道"的层面，在磨炼心性上下功夫。而成才则热衷走捷径，一直在形而下的"术"的层面做文章。前者更直达生命的本质，他日复一日坚持不懈，把平凡的小事做成了不平凡，从不计较个人利益得失，哪怕面对最后一个上车的名额，也绝不丢下战友。在一次又一次利他的过程中，不断地完善了小我，也因而最终爆发出了巨大的能量，站到了我们这些自作聪明、自以为是的人永远无法企及的高度，这样的人，他的人生永远勇敢、坚定、无所求，永远没有天花板。这给我带来深深的启示，不论我们想要在哪个领域有一番作为，都要先打磨心性，而不是一开始就追求在技艺的层面领先。而值得追求的人生，也必然是要不断地去除私心杂念，在"无我利他"的过程中得到小我的成长和升华。

37 号考卷 《士兵突击》观后感

少有电视剧能够让我有发自内心的感动与触动，这部《士兵突击》做到了。回忆当年的剧情，结合心之向往的中医求学之路，谈两点观后感。

1. 士子精神

当今社会，几乎没有人提起这个词，今天的人们被社会发展的洪流冲击，万事求快求易，追名逐利，攀比成风，不能脚踏实地追求幸福与快乐，得来的只有焦虑与迷茫。究竟缺了什么？剧中许三多这名士兵给了我们答案，深刻地表达了作为现代军人、现代人应有的士子精神——奋进、不屈、担当、坚韧和笃定。剧中高位者有之、精明者有之、高知者有之，他是最不起眼、最笨拙、被嘲笑最多的一个兵，但他也是剧内外人心中，唯一的兵王，他才是一个士兵，一个拥有士子精神的人应有的形象。

士子精神与中医的传承发展关系不仅仅在于，中医的再次弘扬复兴需要士子精神。的确，五千年的文化瑰宝要传承坚守，需要更多的中医人身具士子精神，更多有此精神的人加入中医道统的传承，但这还只是狭义的理解。更重要的是，中医道统作为中华文化的三大基石之一，本身就具有弘扬传统文化的职责与功能，毕竟，中医是中华文明中成体系的思想与方法论的代表。当我们逐渐习得中医道统的思想和方法，并按照刘老师的思想让中医进入家庭，用医道治理，用仁心处世，用人与自然、生命、宇宙的关系，让更多的人明白，士为什么不可以不弘毅？是什么让我们选择任重道远？怎么才能不远、不重？有了道统的引领，坚守、遥远、负重、孤独才不会那么难过，守得一线清明，悟得坎中一阳的奥妙。这对当今社会的众生，对中华文化精髓的传承，乃至中华民族的复兴大业，都至关重要，是为机！这应是我辈中医人的担当与使命。

2. 中正平和，大道至简

许三多因为守住了当兵的"中"，因此始终能够走在正道上，不被诱惑，不急不躁。凭借着中正的因，继续结"和"的果，缺一不可。中正平和正是我辈学习修行的法门和目标，许三多做到了。而我在旁观他时不禁在想，为何他能做到，觉得大致还在"简单"二字上。常人所感受到的孤独、不公、嫉妒、羡慕，在他心中可以说都没有，偶尔他会迷茫，但也总能及时回归征途，都是因为他的简单，因简单而纯粹，因纯粹而坚定。许三多的路走起来，并没有看客看到的那么难，他的心中恐怕更多的是欢喜和平静，看到最后，他确实是走得最长远的那个人，是为大道至简。

弘扬中医，学习中医，将会走和许三多很相似的一条路。我们面对的环境将会给中医人带来许许多多的艰难，如清贫、孤单、诱惑、急躁……每一种困难背后的因，都是我们心中的一个欲或念。起心动念时的初心如果是荣华富贵，前呼后拥，名扬四海，那这条路走起来就千难万险了。我辈走上传承中医道统之路，以中正平和为念，以大道至简为则，守住初心才会少走弯路，这恐怕也是在学习中医前回忆《士兵突击》的意义所在吧。

9号考卷

吾以为医当弘道，然道何以弘？

第一，医自身要明道。医必须不断提升自我修养，读万卷书，行万里路，在书中及生活中体会世间大道。只有明了天地之理，明了生命之理，才具备传理传道的基础。

第二，广传也。广传二字说起来容易，但做起来未必简单。首先道与术在一定程度上是不可分割的。有一句话叫"教会徒弟饿死师傅"，千百年来有多少因为这句话而将秘术深藏，以致最后失传。可见，想广传道，必要有无私之心，只有无私，才会毫无保留，才有可能将至真之道流传下去。再者，既要广传，听之人必甚多，所谓一千个人眼里有一千个哈姆雷特，道传之后，在听的人心中只怕会变成千奇百怪的样子，这样的人多了，到最后哪一脉是正道，哪一脉是歪道，怕也说不清了。所以广传也要讲技巧，讲层次。民众普适的必须是至简之道，复杂了民众听不懂，也无兴趣听，而其他需要深刻体会参悟的道，恐怕还是要甄选合适的传人才行，这也是对医者自身修养及眼光的要求。

第三，身先士卒，以身作则。此事说是在抗疫一线也好，说是在平日的自身修养也好，医者都是要起带头作用的。疫情之时，医者不冲锋在前，如何给患者以安心，如何救病患于水火，更如何向世人证明医本身的道有抗击病魔的力量。至于平常，那就更需要以身作则了。身为一位医者，自己如果天天熬夜喝酒，转头就谈养生保健，又有哪个会信。民之不信，道又何以传。

12号卷

医道虽曰治病救人,然究其竟,则在对生命的认识。认识生命的方向,尤其认识自我的生命,并能实现良好的运作,救人也好,治己也好,才能真正落到实处。再优秀的园丁也不能改变四季的更替,生命的生长化收藏亦有它的自然运行之道。对于医者,学习医技、传承医术,探究万病之源,也只是尽可能让人在生老病死之间活得更好些。而生命的究竟不过就是对自我的认识,回归自然,天人合一,病安从来?再者,自我的认识又必须在利众的过程中获得完善,生命的格局因而变得广大,获得升华。

42号卷

第一,学习传统文化,提升自我品德。张仲景曰"天布五行,以运万类;人禀五常,以有五脏",这奠定了儒家思想与中医相互贯通的基础。要想健康,非修德不可。德从何来?从遵守五常来而来。五常者,仁义礼智信也。人禀五常,就是顺应天地,得天地之德,自然会健康。而自我德行提升了就可"中医以礼齐人",进而使"上医以德治国"成为可能。

第二,"上医治未病"。通过参加三和的健康习惯营,我更加深刻地理解到疾病是不良生活习惯累积的结果。健康习惯营在年轻人中掀起了穿棉裤的热潮,大家渐渐把细嚼慢咽、早睡早起、控制情绪、诵读经典等融入了自己的生活。"虚邪贼风,避之有时,恬淡虚无,真气从之,精神内守,病安从来",每个人都能做好自己健康的守门员,社会就会多一分安静祥和。人人都能普及中医,就可以做到防患于未然。

58号卷

此次新冠疫情席卷全球,为人类敲响了警钟,需要重新去认识人类在自然界的地位,同时反思我们该如何对待生我们养我们的"地球母亲"。在微生物面前,在大自然面前,人类是何其渺小。如果我们依然如此肆无忌惮地去破坏,去逆天行事,那么地球毁灭,人类灭亡的那一天将越来越近。

此次疫情，各国的医疗系统几近崩溃，疫区医务人员身心超负荷工作，也更加为医疗界敲响了警钟。我们的医疗需要走可持续发展的道路，不是将所有希望都寄托于医生和医院，否则累死了医生护士有时候都解决不了问题。健康应该是每个人自身的责任，不是把所有的责任都让医生来承担。每一种疾病的由来都不是突如其来的，对于健康的维护应该是落实到平时的饮食起居、衣食住行和起心动念。只是很多人都是等到灾难和死亡来临的时候才知道害怕，而不懂得在疾病尚未萌芽的时候，从"因"上入手，让疾病没有发病的土壤，从而长久地维护健康。

54 号卷

此次新冠疫情的暴发，就像刘老师在他的几篇文章中反复提到的，产生的原因有三个：其一是刚好有这样的一个致病微生物，其二是外界有不正之气，其三是我们人内在也有不正之气，此三者缺一不可，造成了现在这样的疫情。此三者中，第一个因素就是《黄帝内针》书中提到的因缘果三者中的因，我们是很难影响的；第二个和第三个因素，则是其中的缘，正是由于有了因和缘，才有了疫情蔓延这个果。而这里的缘，是我们人类可以影响和作用的，特别是人体的不正之气，是我们可以直接影响的。

其实不光是新冠，我们所有健康的问题，都是有因有缘才会有果。要想恢复健康，我们可以因缘俱变，也可以改变其中的一个，都可以使疾病的果不复存在。现代医学偏向改变因，中医偏向改变缘，两者是实现恢复健康的途径。然而我们在生活中看到，不少人生病后，不去探究自己哪方面需要改变，只是去检查、吃药、手术，想在果上做文章，把自己的健康主动权完全交给了医生，交给了医院。其实我们普通大众，完全可以把健康的主动权掌握在自己手中，从改变自己入手，改变致病的缘。不过我们欣喜地看到，我们国家层面已经看到了这方面的不足，已经在最近通过的《基本医疗卫生与健康促进法》里，把公民是自己健康的第一责任人写进了法律。

102 号卷

昂贵的医疗保障体系并不能带来全民健康，现代社会，经济发达国家社会福利的标志之一是良好的医疗保障。"良好的医疗保障"这几个字看起来很美好，意味着充足的病房、昂贵的仪器设备、高额的医药费、充足的医护人员，事实上却并不意味着以此就可以获得"健康所带来的幸福感"。我之前对西方的老年人略有接触，很多老年人虽然拥有医保，但必须长期忍受病痛的折磨。人们很容易直观地把"健康"和"昂贵的医疗体系"之间画等号，事实上并非如此，甚至在某些时候是负相关。

在这次疫情暴发之初，并没有人意识到疫情会演变成现在全球的境况。因为按以上逻辑，医疗越发达的国家应该越有能力对抗疫情、控制疫情乃至解决疫情。然而事实是相反的，全民健康不是靠华丽的物质堆砌起来的，简单地画等号并不符合生命健康科学发展的规律。方向上的错误更要命，必然导致根本的错误。

仔细思考"健康"这两个字，不难发现，健康意味着保持身体和精神系统能够正常良好运转，运转的基础正是基于每个人自身。如果把健康的责任交给医生，在短短几分钟内，由医生对病人的身体情况获得全面的了解，即便对有经验的医生，也仍然是一种挑战。而每个人对自身的了解情况则远远超过旁人，这个难度就大大地降低了。拥有对自己健康的自主权，不仅是使每个人对自己生命负责的态度，更是全民健康的可行之路。

回想数月前，恰恰在 2019 年岁末，刘力红老师做了主题为"做好健康的第一责任人"的讲座。现今想来，这个指导对疫情之下每个个体的健康都有弥足宝贵的意义。虽然疫情依然笼罩着全球没有散去，但灾难中亦有转机，如果能促进每个人思考自主健康的意义，未尝不具有积极的意义。作为三和的一分子，不论疫情中还是未来疫情散去，除了以"自主健康，圆满养生"为目标，践行"为生民立性命，为往圣继绝学"，此生别无任何其他选择。

51 号卷

"克己"我认为就是在内心克制自我太多过分的欲望，认清楚自己的内心，人都有自己的目标，因此面对很多事物都要有所选择，有所为而有所不为，跟着内心的真实想法而行动。克不是过分的压制，克的是心里对他人造成伤害的恶意，即三戒，"少之时，血气未定，戒之在色；及其壮也，血气方刚，戒之在斗；及其老也，血气既衰，戒之在得。"

"复礼"我认为是外在行为上遵循规范，如"非礼勿视，非礼勿听，非礼勿言，非礼勿动"，看上去好像是禁锢束缚，实际上是解脱了偏执，就像我很喜欢的那句话，"自律给我自由"，人的自由，要在社会范围的允许范围之下才能实现。礼的规范并不是一成不变的，我认为也随着时代的变化而有所改变。古代讲求君权天授，因此，皇帝自称天子代天而行使权利，而现在我们进入了法律平权时代，人权相等，礼自然根据社会发展的需要而有所改变。因此克己复礼就是通过规范自身行为与内心，来与天地之气相合。

"仁"的含义很多，也有很多种解释，我比较认可的是：它是儒学的终极追求，由孝悌、忠信、礼义、廉耻等概念集合而成的道德体系。仁者，便是践行这个最高道德体系下的人，克己复礼是仁的内在修炼方法，我们每个人都是一位世间的修行者，努力以"仁"的标准要求自己，初级要求做到仁者爱人，与人为善，帮助他人，对中医人来说，就是通过自己的医术，解除他人的痛苦，使得患者恢复身体健康。更高一层次，做到"达则兼济天下"的公民责任和政治抱负，对中医人来说，就是弘扬中医文化，促进中医药的发展，让更多人认识中医，相信中医，薪火相传。

61 号卷

克就是克服下去，克己要克什么呢，简单来说就是和自己的妄念、情欲、邪思做斗争。礼又如何解，礼是说我们要随时随地地庄严和诚敬，更强调一种内心上的重和诚敬，所以"克己复礼"说的是如何通过克己走上礼的境界，而这个礼的境界就是"仁"。

我们知道了仁是一种实在的境界，并不是抽象的理论，是一种内在实际的修养。所以我们不难明白为何《论语》喜欢从一个个真实的故事里照见"仁"，通过孔子的日常做人做事的态度，和学生的问答，让读者自己去体会仁。《论语》也喜欢描述反面故事，反面人物，让读者观人过而自省，如果能像颜回般的一日三省吾身，择善而从之，择不善而改之，大概就离仁不远了。

说到这里觉得有必要对"礼"做一个补充：这里的"礼"告诉我们事事要发自诚恳，而不完全在于形式，一切形式都必须配合内心的诚恳才有意义，要表里如一，由内而外的诚恳。表面非常恭敬，内心又是一回事，那是没用的，正所谓"心香一瓣，诚则灵"。

通篇读完《论语》，你会发现孔门学问特别讲究两个字，那就是"诚恳"，讲究行为的表里如一，讲究被人看不见的时候你是怎样一个人。说到这里想到民间有句老话讲"医生和老师都是良心活儿"，很切合这个主题，这都是一点做不得表面功夫的职业，首先需对得起自己的良心，我想这也是三和为什么要每一个学子修行《论语》的真正原因吧。

73 号卷

子曰："克己复礼为仁。"字面的理解是我们要约束自己，使每件事都归于礼。孔子的意思并不是让我们循规蹈矩，本着条条框框去做事，而是做任何事，都要"非礼勿听，非礼勿视，非礼勿言"。克己也即是去掉心中之任性妄为以及自我的私欲。宋代学者朱熹对孔子这句话解释扩大到了一个更深广的层面：礼不仅仅是具体的礼节，也是天理；仁是指人内心完美的道德境界，其实也是指天理，所以总体来说就是人战胜自己的私欲，顺应天理，天道，自然就是"仁"的状态了。

而在读《黄帝内针》一书的过程中，杨真海老师也提到了孔子的这句话："何为仁？克己复礼为仁。一日克己复礼，天下归仁焉。"杨师认为孔子从尚礼的角度切入，带出了中医核心的要义，即阴阳的"和"，同时也确立了中医在"仁"上的归属。我们常常说"医者仁心"，杨师也认为仁的一个很根本的特征就是无敌或者爱人。有敌就是对抗、对立，比如西医的抗菌、抗病毒、抗抑郁、降压等，所以杨师认为西医为"尚刑"的医学，我深以为然！而回归到中医，因为尊重天理的"礼"，我们可以当之无愧地称之为"尚礼"的医学。因为不对抗，讲究中正平和，所以治愈的病人往往没有那么多副作用或者后遗症。

103 号卷

"克己"就是要克制自己的私欲偏性。"复"当返讲，即返回的意思。"礼"者，理也，礼即天理、天道。礼制是用来规范人的行为，使之符合天道，所以天理是内容，礼制是形式。"克己复礼"就是克制住自己的私欲偏性，使心返回符合天道的礼制、道路上，如此就能够叫仁德。克己复礼首先是要达到仁的境界。

在医学学习中同样如此，首先要有仁心，仁心是无私的，是为别人，不是仅仅考虑自己的得失，所以也要求我们要克制自己的私欲，为苍生大道，为黎民百姓，这样的境界才能达到仁者的境界。

如何克己？首先非礼勿视，非礼勿听，非礼勿言，非礼勿动，这些都需要自己身体力行。在实践中，如果我们做每件事，治疗每次疾病都是按照天道去做，做符合礼节的事，这样便能达到仁德的境地。礼只是用来约束人以达到仁德的一种方法和途径，当我们用礼来规范我们的日常行为时，我们便不会做一些出格之事，在慢慢的积累中，你便离仁德越来越近了。我们总是好奇，也常常想去了解，所以经常一些该看不该看的，都想去看，可是眼睛就像一面镜子，你看到什么，脑海里面就会保留下来，当看到一些不好的，自己总是在脑海里回旋，这样你的心就会有所不安，心不静当然就没法安心复礼。同样听、言、动都是如此，当你处处符合礼仪，用礼仪来规范自己，心里没有其他不礼的想法，安定之时便是仁德降临之际。

如果我们每个人都如此，那社会将是大同社会，心与外应，当你所做、所见、所闻、所想皆符合礼仪，那么你的心也会是仁心，所以就要求我们处处小心谨慎，不为自己的私欲任意妄为。学习医术同样如此，当你想着是成为苍生大医，而不是含灵巨贼之时，你的行为就不会越礼，你的心就不是偏仁之轨。当然这些都不能一蹴而就，需要我们慢慢去养成这些好的习惯，把这些运用到生活的点点滴滴，当你慢慢习惯这样，你的品性也就养成了，到了这个时候，习惯成自然，就可以离仁德越来越近。只有我们把"克己复礼为仁"这句话放在我们的心头，时时指导我们向前，才能守住初心。可能我们每个人能做到的程度不一，但是这完全不阻碍我们向仁之心，殊途同归，只要我们向善、向仁、向德，终将会遇见更好的自己。儒家的思想价值观是给人类指引光明，指明方向，只要光明在，人类就永远有希望，人生就有意义。其实经常是我们不懂就以为光明不会来，当你真正去相信的时候，在实践中你自然会找到答案，所有的礼都是为了达到和谐，"礼之用，和为贵"。当然我们也不能拘泥，时刻保持敬畏之心，不逾越礼，终将遇仁！

第四章

学而时习　医道践行

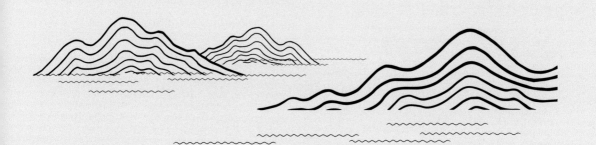

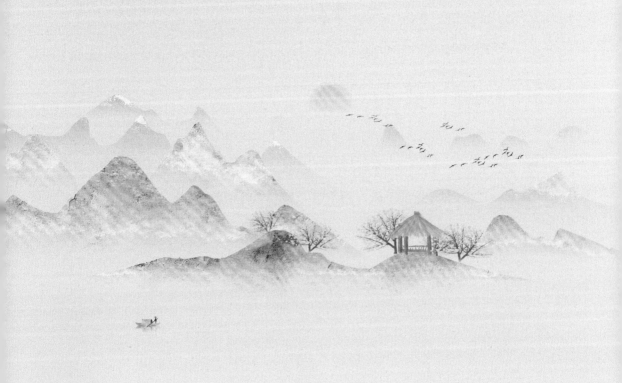

一、践行体会

编者按：在三和书院医道传承的学习浸染下，在日常践行中，学子们解答了心中的疑惑，收获了身心的安宁，经营出了家庭的安康和乐，见证了打开生命观的法脉，更尤为宝贵的是明晰了生命真正的方向并择善固执。现将部分四届同有班学子切身践行感悟辑录于此，供读者览得一隅，有所触动启发。

（一）我真的遇到了影响我整个生命方向的疗法
——五行针灸

王桓－北京 1 班

我的职业是一名五行针灸师，学习五行针灸五年，正式从业两年半，目前在北京同有三和福泰医馆出诊。说说我在五行针灸成长路上受影响最深的经历吧。

2016 年我来到北京中医药大学读研究生，与此同时结缘了五行针灸。一开始我简单地以为它是针灸学和心理学的结合体，直到学完后才认识到这更多的是一门擅于调神的古老智慧，起源于《内经》却失传千年。直到近年来，在诺娜老师、龙梅老师和刘力红老师的缘分牵引下它才有幸重返故土。

回国这十年来，从五行针灸中受益的人群已达成千上万，掌握这一门医术的学员们在全国乃至世界各地开花，我也是其中一直在坚守的小小成员之一。之所以能有这般的影响力、号召如此多的守护者，我想和五行针灸这门法脉背后无比的仁爱和智慧有着深远的关系。

对我来说最直接的影响，就是收获了一个健康的身心状态，和一份有价值感的职业。不瞒大家，我曾经患过一场中度抑郁症，经历过一段煎熬的人生低谷期。而在经过五行针灸的治疗后，我最终走出了抑郁的状态，并且后来能以五行针灸这门法脉作为我的职业追求。

我在 2014 年被市精神卫生中心诊断为中度抑郁，当时的症状是重度失眠到整宿都睡不着，头发大把大把地掉，脸色晦暗到处长痘，月经周期紊乱，痛经到下不了床。

不过这些身体层面的症状不算什么，更令人痛苦的是内心层面的折磨，像是会经常走神、情绪敏感、遇事悲观、动不动就掉眼泪，严重的时候还会生出"活着有什么意思"的念头。

我明白这种情况是应该好好治疗一下了，但同时也很担心服用抗抑郁药会带来的副作用。基于医学生的知识背景，我便没有拿药而是选择了自救（非专业人员请勿擅自模仿）。

我为什么年纪轻轻就中度抑郁了？

因为从 2012 年起的两年里我遭遇了一系列重大打击，先是父亲患病骤然离世，接着我自己体检查出肿瘤做了手术，再接着与当时的男友分手，再接着我的母亲也生病做了场大手术。

接二连三的人生打击，让我原本活泼开朗的性格大变，心力脆弱到无力再面对生活。好在我身边还有很多关心我的亲人、朋友，出于这份不能辜负别人期待的责任感，我还是得好好活下去！

于是我开始从两方面进行自救，身体层面的症状找中医，心理层面的问题找心理学。我坚持吃了一年多的中药，不仅失眠、脱发、痤疮、月经不调等症状都消失了，整个人气色也好了起来；同时我也学习了很多心理学方面的知识。加之我读的中医专业内容，让我恍然大悟，原来情绪对人身心健康的影响是如此深重！

那些没有及时清理掉的负面情绪，会如影随形地藏在人的身体里、心里、一呼一吸里，日积月累地形成瘀滞，甚至肿瘤。

慢慢地我的身心健康恢复到一个相对稳定的状态，同时对未来的执业方向有了考量——我想成为一个能为病人同时解决身心双方面病痛的大夫。因为大部分人很少了解身心互为影响的深刻关联程度，只能头痛医头、脚痛医脚。如果按我之前的身体状况，我得挂内科、皮肤科、妇科、精神科几个号，辗转多个医院每天吃一大把药，而最根源的情绪问题也不一定能被挖掘看到。

念念不忘，必有回响。2016年，我真的遇到了影响我整个生命方向的疗法——五行针灸。为了钻研这门针法我上过很多次基础班和提高班，但每次热热闹闹几百人的大课我都独自坐在教室的最后一排，不太与人交往调笑。某次大课上我的老师看到了我的不合群，过来与我聊了两句，"我看你状态不太好呢""感觉你是不是对于你父亲去世的这个心结还没解"……

我没想到自己居然一瞬间就泪崩了，有种埋藏在心底的阴霾被看见的感觉，所以一时间情绪无法自控。

内心创伤真正治愈的标志是什么？就是重提令人伤心的那件事时，我们是可以平静应对甚至当作玩笑去谈的。所以那时候我只是我以为好起来了，因为我很久没有再梦到过父亲，也很久没有因他而落泪；但只要不小心听见身边的人谈论到关于父亲的任何词句，我都会感到心头一颤然后转身离开，事实上我并没有放下。而当痛苦的根源被看见，也就意味着疗愈的开始。

于是我不再回避这个心结，决定勇敢直面问题，同时开始找我的老师扎针治疗。

那么五行针灸的治疗过程是怎样的，为什么它能治疗情志类疾病？

因为五行针灸师关注的不仅是人所生的病，更是这个生病的人，所以会在扎针的同时更多地倾听患者的内心诉求，提供一个隐私而安全的氛围让患者慢慢释放积压的情绪；治疗的次第也是先"祛邪"，后扶持"主导一行"的能量，也就是"先清后补"，把身体里乱糟糟、沉甸甸的内环境打扫干净，再对不及的气血能量状态进行补足。

所以在这个过程中我也如剥洋葱般一层层地去深挖内心，逐渐意识到原来我是有很多旧情绪没被处理的。

因为父亲的离去过于匆忙，我的潜意识里是不能接受的，但为了回避已成现实的状态，我只能选择以积极向上的状态去面对生活；而所谓的一心想要变得更优秀，只是我不敢去碰最心底的伤口，而选择用外在的美好表象把自己都骗了过去。人可以用强大的意志骗过大脑的思维，却骗不过身体的感受，所以这些没有被处理的负面情绪就日积月累地存留在了身体里，然后以各种疾病的形态反复发作出来。

回过头看，过去我对自己身心健康的调理确实是有效的，但由于没有触及造成抑郁的根本因素，使得问题本质并没有得到根治。那些疗愈还是只能归类为"表面功夫"，管得了一时，却管不了长久。

我的五行针灸治疗断断续续地持续了接近一年时间。刚开始的时候，几乎每次扎完针我都会痛哭一场，重新去感受自己原来有那么多的委屈、悲伤和埋怨等情绪。

不得不说，这个过程实在是有点痛苦，但就是在这样一次次重审内心的过程中，我将这些年压箱底的负面情绪进行了充分的释放；同时五行针灸对主导一行能量的直接扶持，也让我的心力逐渐恢复，开始有力量去面对生活。

治疗到后期，我感觉自己不仅慢慢从抑郁的状态中脱离出来，对情绪的觉察和处理能力也随之变得更强。

像是我过去遇到什么事，是很容易陷在被自己主观放大化了的状态里不能自拔；而在心力起来后，我便能在情绪初起时就意识到自己是被负面情绪控制了，从而主动从这个被动的状态中抽离出来，以更快的速度去直面和清理它。以前十天半个月都想不通的事情，现在可能一两天的功夫就能自我处理掉。

感谢这一路有五行针灸的陪伴，让我如今能以一个真正内心平和的状态去和大家分享这段治疗抑郁的经历。回顾我过去经历过的挫折，学过的中医和心理知识，发过的想要为患者解除身心双方面病痛的愿，原来最终都是为了让我看清人生的方向，从而来到了五行针灸的门前。

苦难虽会给人带来痛苦，但痛苦更会教人成长。冥冥之中，一切都是最好的安排。

如今我已经成为一名专业的五行针灸师，也一直保持着相对健康的身心状态，更为能在临床上帮助那些饱受身心疾病折磨的患者而感到欣慰。希望这一段亲身经历的由五行针灸相伴的成长经历，让更多人了解到致病因素与负面情绪相关的重要程度，从而注重生活中情绪的疏通调节，及时和负面情绪和解，活出真正健康、快乐的自己！

（二）动人的日子——四届学子践行体会

田启燕－西安班

时光仿佛回到了那些动人的日子……

承载着人生的苦难，努力支撑着生活，尽力平复着内心汹涌的波涛，在自我否定和自我肯定中挣扎，努力展现出最好的自己——那个妈妈、那个妻子、那个女儿，很想对你说："亲爱的，你辛苦了！"

写出这句话，我已泪流满面。一滴泪掉在家里的木地板上，砸出了那么大的声音。有时候可能是不敢回望，有时候可能是没有时间和精力回望。

我们要毕业了，有不舍，但更多的是感恩，感恩这段最艰难的人生时光里有书院各位老师和同学的陪伴。

2019年元旦，在朋友的推荐下，我参加了西北首期五行针灸基础班的培训课程，记得当时七千元的培训费，有五千还是朋友帮我付的，至今仍暗自感谢当时我们的决定。因为2018年爱人多次住院，从重症监护室走了出来，却依然病痛未消，最小的孩子还嗷嗷待哺。我不得不强装镇定，一边工作，一边照顾爱人、老人和几个小孩。我当时甚至觉得自己怎么那么厉害，各种关系平衡得还不错，却不知沉重的压力扛在肩上，伤在心里。那段时间我看不到自己，不知道还有一个"我"需要关心和照顾，直到严重的膝关节发炎，大腿酸软无力，上一层楼梯都费劲，才不得不把注意力拉回到自己身上。

2019年后半年，朋友上了三届同有班，我因为最后一次笔试未通过，没能进入书院。但朋友日日熏陶，每次聊天都说起书院的美好生活，还劝我继续报名。终于，功夫不负有心人。经过"三笔一面"，在2020年年底，我收到了书院四届同有班的录取通知，带着满满的希望开始了书院的学习生活。

引桥课程上，解浩然老师动听的声音娓娓道来"心流"——这个我第一次听到的心理学名词。介绍三和书院和同有三和基金会的时候，老师从心底对这份事业的热爱，对刘力红老师深深的敬佩，对"为生民立性命，为往圣继绝学"的信心，深深感染了我。我下定决心，要跟着老师，跟着书院，走"U"形路线，潜下心来，修炼自我，走"熵减"的路线，让自己的生命重归本有的秩序。

还记得入学后刘力红老师的第一次授课，虽然称为引桥课程，但于我而言，那次课程的重要性不言而喻，也奠定了我在书院学习的核心目标——孝的践行、五福的实现、幸福生活的构建。老师常说，我们要有过好日子的本领，作为一名非执业医，我想我就是来学习过好日子的本领的，而且要和家人及更多的身边人一起过好日子！

慢慢地，我们拿起了笔——毛笔，开始习书；我们抬起了双手，开始导引；我们放开了喉咙，开始朗诵经典。从一开始的不情愿、完成任务式的心态，有时想放弃，有时字写不好沮丧不已，有时导引没有感受手都不想搭，有时时间紧每天只读一页书，但一日日下来，择善而固执之，三项功课渐渐融入了我的生活和生命。很庆幸有这个集体的引领和提携，想想生命如果没有了那些留给自己静心的时刻，我们生命的意义又在哪里？

现在的我，虽然字还那么难看，但很享受书写的过程；导引也没特别的感觉，但胳膊怕冷、偶尔失眠、荨麻疹的痒慢慢地越来越轻，已不再是干扰我生命质量的问题；诵读坚持得最好，《大学》《论语》《黄帝内经》《思考中医》……经典的文字和内涵走入了我的心灵，也成了我和孩子沟通交流的桥梁，教育孩子的困惑也慢慢从经典中找到了答案。

还有我亲爱的爸爸妈妈——最爱我的人，为了照顾我和孩子们，再一次来到西安。他们努力接纳我的倔强、懒散，接纳孩子们的调皮、捣蛋。妈妈的执行力让我刮目相看，她对自身的病痛毫不留情，按摩、拍打、揉搓，一直锻炼到疼痛消除；爸爸内心的不满、委屈，对我的放心不下，我都看在眼里、记在心里。自学自用黄帝内针，以指代针，给孩子治流鼻涕、轻微咳嗽、口腔溃疡、晕车，给爸妈解决腰、腿、肩的病痛；教给爸妈站桩、八段锦，让他们自我保健；看一些公众号，琢磨中成药的应用，解决爸妈、孩子的一些小毛病；自制香囊，给家人，送朋友，实践"存想五气护身"防疫，预防新冠；一些简单的食疗应症而用，应季食谱和妈妈一起做起来，尽量食用传统农耕产品，让家人有安全健康的保障。

更重要的是，我有了坐下来和爸爸妈妈唠唠家常的勇气和闲心。从前的我，知道父母有倾诉的需要，但不知怎么面对，不知道怎么接话，更不知道怎么帮他们解开心结，所以就逃避，再逃避，无法逃避时说出的话会伤人、会伤心。现在呢，这些都不再是问题，我可以畅所欲言，可以静静聆听，可以给出建议。因为自己的心态平和了，"术"和"道"都有了，就有了无穷的力量。

"能遇见就是缘分，真心希望我们都可以不为往事忧，只为余生笑。"以前读这样的句子没有任何感觉，现在就会会心一笑，因为我们经历了。在书院这一年多的时间，每当自己迷茫时，不知所措时，大课就如期而至，每次大课就是一次充电，陪我度过了一个又一个的坎儿，让我的心越来越能下潜，专注在自己身上。我若盛开，蝴蝶自来，坚信这样的美好会发生在我几十年曾经卑微的生命上。

我们今后的路还很长，希望今生都有三和书院的阳光陪伴！感恩每一个为我生命的精彩付出的老师和同学们，愿你们此生安康，五福临门！

（三）四季承载，毕生守望——四届学子践行体会

牛淑娴－西安班

亲爱的三和，就像你向我抛出问题一样，我也时时在抛出同样的问题给自己。

这一年我变了吗？是的，我变了，毫不迟疑！

哪里变了？嗯……应该是内心的愉悦变多了，仿佛时时可以漫溢出花来，是芬芳的味道，让人忍不住微笑！

可以具体概括一下吗，简单定义一下自己？好吧，大概就是变得"强大而温柔"，嘻嘻……

刚刚结束一天的工作，扎针、开药、写病历，同样的程序，却不知何时起，这份工作让我被滋养，面对病人的那刻，心里总会莫名地冒出一个声音"我爱他，就像爱我的父母子女"，凝神静气沉静的那刻，仿佛针刺的手不再是我的手，而是被救赎者借用的工具。忘记是从哪天开始，也许是《大医精诚》琅琅上口的那刻，也许是那些熟悉的字句融入骨血，带有温热气息的那刻，也许是与至圣先师在日日诵读的时空中心意缥缈交错的那刻。那日，那个声音在内心反复回荡，每每在下针的那刻响起，惊诧于针的效果，错愕于内心无故生起的情感！老师常说"人成则针成"，于安静中导引找寻情感的源头，似乎内在的澄澈清明，以及时时如清泉般涌动出的喜悦，便是答案！

一年的时光，我变得越来越喜欢自己，自在，随心，学会掌控自己的情绪，也可以一定程度上掌控自己的生活！如果你问我："那你还会焦虑吗？"那个焦虑到崩溃，焦虑到失措，焦虑到撕心裂肺痛哭的自己还在吗？我会答，我还会焦虑，但不会崩溃失措，也不会失控大哭！焦虑是每个渴望进步，渴望优秀，渴望成为梦想中的自己的人的必经之路，而且终身伴随，只不过我们该用怎样的眼光看它而已。现在的自己，能在多数状态下淡定从容！当生

活失去掌控的时候，不再感到紧张、惶恐，而是对自己多了一份笃定，因为任何事情都有解决办法，而且我知道自己一定可以解决，没做的事情总是需要做完，换个心态享受其中便是对自己生命的加成！

我曾在不同的场合表达过对导引的爱，导引已成为我隐藏在灵魂中的秘密武器，无形无味，却可被我随时召唤，亦可让我能量复原。生命中总有些行为或者习惯让我们沉浸其中，让我们自在呼吸，让我们酣畅淋漓，已融入骨血，难舍难分，导引对于现在的我，便是这样的存在。她让我看到了不完美的自己，看到了锋利如刀处处去伤人的黑暗灵魂来自哪里。她让我层层修护，层层安抚，层层深入，触碰到了荆棘丛中伤痕累累的自己！然后日日面对，日日呵护，日日修正，日日检验。在闭眼凝神静气，内心气息却东冲西撞的时光里，我逐渐看到荆棘丛萎蔫散去，双手接引到柔和、淡定、从容、坚毅的自己。

最近半年在《伤寒论》与《黄帝内经》的世界里浸淫熏陶，因为报考了经典临床分院的课程，日日耳机里都流淌着老师们的声音。我曾在大课感悟里描述过一段触动我的感受"那日晨光熹微中，我站在步行天桥上，耳机里听着老师的讲述，静谧地望着桥下的百态人生，拥堵的道路，奔跑的人，嫩绿的树叶，鲜艳的红。觉得内心温暖平静，大自然的呈现总是涌动着巨大的真诚，浑然天成，仿佛大智若愚的状态，容易被人接纳，忍不住让人嘴角带笑，心中安宁！

那个当下，有种莫名的感受，似乎只有耳机里老师的声音与眼前的一切是这个世界最真诚的东西，没有任何人心的挂碍，在他们面前，会不自主停驻，停驻匆忙的脚步，停驻烦乱的心，一切开始向清明扩散！"

那是第三次大课时的感悟，如今半年的课程也即将接近尾声，我有时在想，何德何能，在有生之年能遇到这样一群人，有着相同的志向，有着无比真挚的情感，有着孜孜不倦、顽强进步的精神，有着自然流露的真诚……每一点都让人敬畏、感动，忍不住被感染，忍不住被指引，忍不住想要成为那样的人！

亲爱的三和，即便你要为我们即将到来的离别做出种种感怀的举动，又如何呢？我永不会放手，也不会转身，仍旧在每个日照抚慰的清晨诵读起《大医精诚》，仍旧在神伤的岁月里用导引傍身，仍旧在闲暇的时光里点一缕清香，挥舞笔墨，与经典重温！

被您呵护长大的我们，只会用另一种方式与您共存，三和给予我幸福的烙印，也给予我前进的指引，而我也必勇担士子的精神，坚定从容，不负此生不负卿！

（四）学习践行中的"感"

蔡莉－网络1班

> 我实实在在感受到了自己在书院学习所发生的改变。
>
> ——题记

在进入书院学习后，随着学习与践行的深入，我渐渐有"感"，并因此而有些许感"通"，逐渐理解和体会到一点点"感而遂通"。

刘老师是在引桥课中讲的导引，着重讲"感"。而"感"在导引践行中，给我带来了身体的康泰、内心的安宁和对文字的感通。

1.身体因"感"而安

实际上，在开始导引之前的两个月，我十分辛苦，身心消耗极大，曾出现胸闷憋气的情况（我患有重症肌无力），去看了大夫服用中药，好了一点，但还是觉得很虚弱。

入学后，最初开始导引，先经历了一个痛的过程。

以下摘自导引日志：

2021年1月2日："痛点均在背部或尾椎，来自深处。往下挪一下双手，还是出现痛处，痛处有深有浅。"

1月3日："出现痛感，痛感亦在胸背，大面积闷痛，主要是右上背和命门处，痛感持续，往下挪，远端出现窜痛点，头部闷胀，胸部往上窜到脖子嘎嘎响，慢慢缓和，往下挪，命门处大面积闷痛，持续，心想注意力不要太重，放下对痛楚的关注，命门处还是闷痛，但慢慢暖热起来，痛感转弱。"

在导引中，我用心静静体会痛，"勿希勿惧"，当我导引到"命门暖热"那一刻，身体从痛感转为暖感，是因为在身体上发生了"感而遂通"。

之后，身心状态振奋起来。

因此，我觉得导引对身体的康复有一定作用。

2. 心神因"感"而清

开始导引后，班级曾开了一次班会，专门对同学们打卡中出现的问题进行辅导。在具体的问答交流中，辅导员提到的两点对我帮助很大。

第一点：若身体是一个房间，那我们的心神就像是一盏灯，灯一亮可以观照到整个房间，而不是一个点。

第二点：双手手指轻轻搭在任脉上，轻触任脉，注意是"轻触"。

1月8日导引日志："今晨醒来约5点多，手轻触大概紫宫、玉堂处……想'轻触'这码事，试着感觉。还是想起'我们的心神就像是一盏灯'这话，每念及此话，更多的是感到'心'，无意于身。"

那时，身体的疼痛还在持续，而感的过程，注意力多半放在"我心在干吗"上。没有特别想着痛，但是自然放松、温暖、通畅了。而轻触是将感受专注于轻触中，不关注痛。"轻触"与"我们的心神就像是一盏灯"其实是相辅相成的，身心一体。

3. 忧苦因"感"而化

在导引中，念及从前和当下生活中的一些事，也会涌现情绪的起落，我看着那些情绪涌现、起落，一切重现，而我"观看着"重现的一切，或悲或喜、或怨愤或痛恨、或愧疚或欣慰，经历了一个从思绪纷飞到心思逐渐清宁的过程。

1月7日："想起小航小时候的样子，天真无邪的笑。最近于导引期间或日常，常想起他小时候那样的笑。陪伴抚育他的日子，我总是欢喜的，其实是他陪伴温暖了我。有些悲伤，在他幼小时看到小姨多苦楚，给他留下了苦的阴影，也会觉得对不起他，因为毕竟我有时对他是粗暴的，此时便涌出了泪。"

1月27日："期间念及很多幼时情景，发现原来对于那些往事和人我仍未放下内心的痛恨，我以为我放下了呢。我知道我还在痛恨。"

心里的悲伤、怨愤、愧疚等情绪起起落落后，我的心思清宁下来。

1月29日："晨醒身心清宁，就那么清宁地躺着感觉就很好。"

这样的"身心清宁"持续了几天。

这是导引中的另一种"感"与"通"，心中的痛在感中疏通了，于是重现的一切可以真的过去了。情绪反应的出现是心理情绪释放的过程，也是清晰看到自己的过程。

4.天地因“感”而通

开始导引后，时为冬至前后，导引中出现“命门暖热”，应该是阳气来复的象征，这也恰与“阳气来复”的时节相应。但我当时也仅仅理解到这里。

到了2021年3、4月份，在导引时，我感觉身体在复苏，气机鲜活活了起来，体会到身体随着天地气机从冬到春复苏生发的状态。春回大地，我像是一棵树，自然吮吸到养分，舒展、生长。因为感受到身体气机的变化，深感是天地在为我注入“养分”。年年轮回，万物在天地中正是这样生长着，也包括我。

所以，我特别理解了自己的生命不光来自父母，更来自天地。所以我们才会说“天地父母”，天地是生我的源，对天地生起未曾有过的感恩，心中也自然寥廓起来：天地之大，我在天地之间，是多么渺小！

因为这样的“感”，当某次大课刘老师讲到“人能应四时者，天地为之父母”时，我立刻就理解了。

是的，因为经文中所言在我身上发生过，我自然就理解了。

5.文义因“感”而明

除了导引中对“感”有实实在在的感受，读书中也有对“感”的感受。

我每天读诵《伤寒论原序》《大医精诚》《医诫》。读诵时未必直接有“感”，但读久了，在日常生活中，心中会突然冒出读诵的内容而有“感”。

日常生活中，面对某件事情，心中突然会冒出“虽曰病宜速救，要须临事不惑”，心于是沉了下来，本来会发生的浮躁行为止住了。有时，随波逐流和周围的人叽叽喳喳聊了起来，忽然想到“不得多语调笑，谈谑喧哗，道说是非”，就住口了。深夜走在路上，心里也会涌出“人行阳德，人自报之，人行阴德，鬼神报之”，就知道我没什么好怕的，心里安稳了。

有一天，似睡非睡之际，《大医精诚》在心里自然朗朗响起。我知道，这些字字句句，我必生不会忘记，因为有“感”，她正注入我的生活乃至生命中。

写到这里，我有些感动，因为我实实在在感受到了自己在书院学习所发生的改变，我正逐渐变得柔慈和清明。

（五）日日有进步——四届学子践行体会

梁木子 - 广深班

2020 年，一场突如其来的疫情在一夜之间改变了大家的生活，随之而来的是逐渐被割裂的世界和无数个充满着焦虑、恐惧与不安的灵魂。在这样的背景下，我踏入了三和书院同有班的大门。在这期间，我经历了身体上、工作上、生活中的各种困难和挫折，有幸得以时时聆听老师们的教诲，还有幸结识了一群同气的小伙伴，每个月的课程总能及时抚慰我的心灵，并扳起我的脊梁让我坚强。毫不夸张地说，没有三和，我不会这么顺利地度过这段时间的艰难与困顿。

1. 大课感悟

在历次大课中，刘老师反复强调"一定要弄清楚你这一生为何而来""中医作为中华文明的象征，可以给这个时代的文明贡献些什么"，强调我们现在总是走得太快而忽略了对内在生命的探求。我们中华文明的核心就在人，在生命，无论儒、释、道、医，都是在探究对生命的认知，生命究竟是什么，生命为何千差万别。面对此次疫情，西医在疫情中强调不确定性，中医则擅长在不确定中寻找"确定"。于我理解，生命之外的各种"相"其实是都是生命内在的显现，当外在纷繁复杂，不确定性凸显之时，回归内在可能是更为根本的解决路径。同时还提到了如何让我们的生命不堕落，如何不让日常的件件桩桩成为我们"关照内心"的阻力，这当中除了要不断联系摒除外界干扰的本领，更重要的，便是用"对的事"占满自己的时间，让"错的事"无处可寻，这便是"立性"之本。

2. 日课心得

在日常的三项功课中，给我感触最深的要数习书了。我从最初的不敢下笔，到每天不拿笔就觉得手痒，我想是写字拉近了意识与心灵的距离，让我时时想与自己亲近。从最初的象形字开始，我们的文化就是用"人"这一具象来赋予文字以生命，这也是我们的语言文字不同于西方的印欧语系文字的一大根本区别。因此，当我们在书写时，写的不仅仅只是美观、实用，更多的是书写生命本身，包括精、气、神，以及各个当下的情绪与表达。我们现在反观古人的书法作品，看到的是一幅全息的历史场景，感受到的是书法家当时当刻最真切的、转瞬即逝的灵感迸发与生命的怒放。这是最好的历史记录，也是让我们了解书法家本人以及他们所处的时代风采最佳的媒介，在我看来远比现代最高端的数码相机、摄影更为丰富与多维，也更为真实震撼、充满张力。同时，这也是我们借"笔"修真最为可靠的原理与依据。透过习书，我们看到的是背后的"习性"，也通过"笔耕不辍"的练习过程，不断照见自己，完善自己，并达到最后的超越自己。

与此同时，坚持导引一段时间后，我开始对自己的身体变化越来越敏锐，小到每一天的饮食寒热的变化，大到二十四节气的更替，都能在身体上有明显的感应；而通过对经典的诵读，我开始越来越游刃有余地面对生活中的考验，随着自己的内心逐渐强大，再回头看过去种种，感觉用经典中的智慧来应对今日之心魔，简直就是大炮打蚊子——妥妥的降维打击，让我每每翻开书都要感慨：怎么没早点读！

3. 日常实践

这段时间，我经历了婆婆的重病、自己的手术以及孩子、父母不时的身体不适，在担心难过之余，也要感恩老天，目前的一切都还算顺利，同时也因为这些磨难，让我们多了很多陪伴家人、了解家人的机会。并且随着孩子的成长，我越来越深刻地体会到，孩子就是一家人的纽带，在他身上包含着这一大家子的所有信息，每一个都非常宝贵，缺一不可，只有当所有的能量都调和了，孩子才能生长得畅达。这也让我有了更大的耐心去解决日常的各种问题，包括开始尝试放下自己的评判，尽力支持父母发展自己的兴趣爱好，并和爱人想办法包揽了几乎全部的家务，让妈妈可以更轻松自由，同时也会每日下班回家给父亲打他最爱的米糊，给他买他近期迷上的咖啡。看到爸妈开心，我们也越来越开心安定，同时也不断体会到了爱人对我和我父母的包容和理解，很感谢他。之前总责备他对家人不够用心、缺乏情趣，现在想来，他是在用他的方式在爱着家人。

通过这一段同有班的旅程，我开始形成了一个"每天必须留点时间爱自己和思考生命"的习惯，并且通过"把时间交给美好的事情"，让自己日日有进步，时时有惊喜，感叹生命的潜力无限，感恩生活的本来之美。感恩三和，让我们照见彼此，照见生命！

（六）最美的学习与成长——学子践行体会

潘茜茜－网络四班

> "世间事事皆修行，个人时时践行中。"我想用这样一句话表达我在三和的学习体会。参加三和书院的学习是我人生中遇见的最好的学习机会，关于成长，我刚刚上路……

> ——题记

1. 感恩遇见

2020年3月，因为疫情，居家隔离。恰逢好朋友托人送给我们一本《黄帝内针》。我拿起书，居然一口气看完！看完之后被中医的魅力吸引住了，也对刘力红老师与杨真海老师传承中医经典的做法敬佩不已。后来朋友跟我说可以报考书院有机会进入书院学习，我是又激动又忐忑。

2. 走进三和

为进入书院学习，我紧张又认真地备考。为了顺利通过"三笔一面"，买来书，找中医朋友辅导，学习中医基础知识。当我顺利通过三次笔试，6月份生病住院，生怕会错过面试。非常幸运的是出院后顺利赶上面试……收到录取通知的时候，我开心地跳起来！

接下来的引桥课和一次次的大课，都让我无比感动，让我觉得我们这些三和学子就是刘力红老师的孩子，刘老师就像一位家长，带着我们学士德，学做人，还请顶级的老师教我们学书法，学音乐……真的太幸运！我觉得自己在三和的学习是人生中收获最大的学习！也是最美的学习！时时怀着感恩的心活好当下，练好精气神，才能更好地传承。而我，带着为实现"人人知医，天下少病"尽一份力走进三和，听刘老师的话，

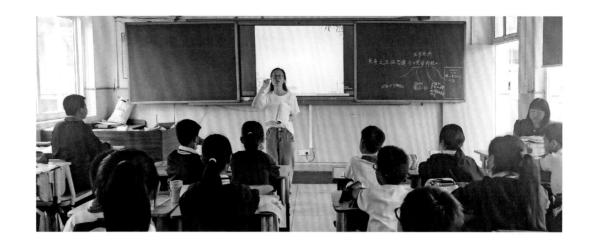

练就过好日子的本领！

3. 学习成长

回首这一年多来的学习，每次听老师们的课，就如解浩然老师所说的那样，体验"心流"的感觉。我如饥似渴地一次次听课，再听回放，师长们的话语谨记在心：遇见与家人相处的问题，就多想想邹慧老师的"受了，受了，一受就了"；遇见工作中不顺心的事，就想想高圣洁老师说她自己的"经历挫折时如何面对"……写书法时，多想想书法方建勋老师给我的指导；想放松时，学学龚琳娜老师教我们的哼哈唱法，提醒自己多笑笑。时时提醒自己多学习，多成长。

刘老师引导我们要学会向内求，我脑海里浮现出"凡事求诸己"。我想生活中出现任何事情首先要向内求，想想，我做得怎么样，怎样做才能更好？跟着书院学习，发现自己最大的变化是工作中心静了，"静而后能安，安而后能虑，虑而后能得"。生活中，更懂得践行孝悌，孝敬长辈，与爱人、其他家人和谐相处，多一分宽容与关心。

随着学习的深入，我还能感受到很多变化：一是同学们的变化。记得第七次大课之后的班会活动，无论是主持人余雪梅，还是分享的余海珍同学、张曼、张疆、张筱琴等同学，他们的气色、精神来越好。想必大家都是在不断地学习，不断成长！二是自己的变化，当我跟筱琴班长聊自己加入"导引专项研究小组"的学习感受时，筱琴班长提出让我在书院班会活动时跟大家交流"导引"的实践与学习感受。我欣然答应，要是以往，我可能会觉得时间太少，准备不充分，不敢爽快答应。自从书院老师说过，"跟大家分享就是自我整理，自我成长的过程"，我特别感谢同学能给我机会，让我去分享。同学们和学长们反馈我讲得很细致、很清晰深入，更是给我最好的肯定。成长，继续在路上！

4. 播撒种子

学习，成长，成为更好的自己，才能带给别人更多，就如龚琳娜老师所说，"爱自己，自己强大起来，才能更多地给别人"。而我们这些三和书院的学子，肩负"为生民立性命，为往圣继绝学"的使命，我们不仅仅是在每次大课上诵读这两句话，诵读《大医精诚》等经典，更重要的是要求践行，去传承。

很高兴，今年我有机会给学校五年级的学生上《中医药与健康》这门课程。感恩国家对中医文化传播的重视，把中医引进小学课程；感恩三和书院带领我们一路学习；感恩学生的好学滋养我，督促我继续学习！课上学生们瞪大一双双如饥似渴的眼睛，专注学习；课后，他们围着我，不停地问一个个关于穴位、养生的问题。我的心里真的特别感动，感动于孩子们的纯真与好学！

孩子是离经典最近的人，因为，中医文化的神奇，孩子们能感受到！刘老师一直倡导自己是健康的第一责任人，借助《中医药与健康》的课程，我将带着孩子们从小学中医，用中医的养生知识来指导自己和家人的生活，为实现"人人知医，天下少病"做实际又有意义的事。五月份我还代表温州市龙湾区"爱阅读"公益团（教育局组织）给学生上中医经典的阅读推广课。"为往圣继绝学"，在小学生的心田播撒中医经典的种子，相信在传承中医经典的同时，有更多的人学中医，知中医，守护自己和家人的健康！

成长路上，感恩三和书院和诸位师长的引领，感恩同学们的陪伴，带给我最美的学习与收获！

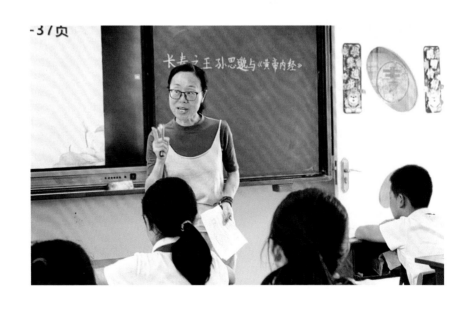

（七）遇见你，我将一路同行

李艳－南宁班

作为一名中医执业医生，能够进入三和书院学习得到众多老师们的用心教导，真是人生的一大幸事。就如一个孤独的孩子找到了温暖的家，总能给予我力量和信念的加持。

因为我本科毕业后在医院工作的几年里，感觉自己不太能接受中医类科室各种方法一齐上的治疗方式，杂而多的治疗让我很难感受到中医的疗效。内心更喜欢针对患者的具体病因运用简而专的治疗方法，找准病机，用对方法取得明确的效果，内心就会生起对中医的信心。

于是我主动要求来到了就我一个人的纯中医治未病中心坐门诊。一开始是冷冷的板凳，偌大的一个治疗区就我一个人。可这是我想做的事情，当然不会因为是冷板凳而不愿意，反而内心欢喜。有足够的时间来找出王洪图讲《黄帝内经》，郝万山讲《伤寒论》一集一集地看，做笔记。我觉得做喜欢的事情，还有基本工资发，就很开心。慢慢地，旁边的同事会过来询问：你怎么一个人在这里？简单交流后她们有什么问题就问我中医如何来解决，结果反馈挺好，她们就会介绍朋友过来，慢慢地病人就多起来了。

其实，那时水平也很有限，但学到就用。用了有效就特别开心，从不去管什么有没有钱挣。比如我记得那时学《伤寒论》里的泽泻汤，泽泻50克，白术20克可以治疗水饮眩晕就给患者开。可患者很惊讶：为什么只有2味药？可当拿回家吃病好了，患者就很觉得这个医生很特别，由此而特别信赖。

我也在那段时间里观察、体会着真正的中医应该是什么样子，也同样感受到患者对于这种简、便、效、廉医学的身心需求。只是在不断实践的过程中也会生起一份孤独感，似乎很难在身边遇到同样理念的同行者，倒是有不少的患者不断地给我中医信念的加持。他们大都在自己的人生经历中有过中医救他们于危难之中的缘分，而经历的背后都有一位技术精湛、心怀慈悲的中医。这也让我深深地体会到一个好中医的存在就是中医的持续生命力。正如刘老师所说，中医的问题归根结底是人才的问题。所以，当了解到三和书院如此不遗余力地培养着一位又一位青年中医，我毫不犹豫地报名参加"三笔一面"。

而在做一名中医的这些年里最大的体会就是：先做人，再做事。三和书院第一年同有班的医道传承恰恰就是在奠定我们做人的底色和智慧。如何做一名平和的中医？如何把日子过好？如何认识自己的经历与遭遇？在同有班的这一年里诸位老师都以亲身的经历和体会与我们娓娓道来。

刘老师说：土德就是种什么得什么，是因缘果的关系，是不怨天，不尤人。如此朴素的智慧却让我们幡然醒悟。在生活里遇到不如意的事，静下来想想我们能改变的只是自己的那一个部分，而为了有幸福的关系和果实，我们需要去做一个更好的自己。要想拥有和谐、信赖的医患关系，作为一名医者，就要种下"信赖"的因，本身就要做一名心性真诚、心怀慈悲、医术精湛的医生。一位心怀慈悲的医生一定不忍心让患者活在绝望和痛苦里，定会努力学习寻得良方给患者带去希望和健康。也一定不忍让患者在繁杂的治疗里乱窜，而会给出真诚的建议和一起面对疾病的心灵力量。

在三和书院同有班的学习虽然不传授某一技术，可在这个过程中我们日渐能够沉下来，静下来，定下来，看到远处的光和宽广的境界，看待疾病有了更贴近本质的眼力，与患者相处有了更温暖的语言与行动，看似不学技术，但随着心性的提升，技法也随之增加了一个维度。在书院，作为一名纯中医的孤独感就悄无声息地离开了。因为我不仅看到了很多同行者，还有更多的人在这条路上走得如此坚定，如此纯粹。

现在回想起来，如果没有三和书院，我一定还在迷雾里摸索着、坚持着做自己喜欢的中医，可如今方向和远方都变得清晰和明亮。感恩这个时代，以及诸位老师、中医人为了心中的光而不懈努力，纵然荆棘满布，但我们依然能开出灿烂的花朵。有幸遇见三和书院，我将一路同行，谢谢您"不着急，不懈怠"地静待我们成长。

（八）疫情时期的三和巴黎学子

陆嘉－网络 3 班

　　前几日，翻看三和书院企业微信群消息里有关同有班毕业的筹备事项，才惊觉在三和书院医道传承的同有班学习期即将完成。回想起从报考到每次上大课的情景，每一幕都还历历在目。因在法国巴黎，有时差需要凌晨起床上课等条件的限制，偶尔也会有手忙脚乱，头疼脑涨的时候，在这一刻通通变成了非常美好的存在，更犹生依恋，一想到毕业之后没有了这些，就不免很是失落。

　　记得杨绛先生曾说过："岁月静好是片刻，一地鸡毛是日常。"特别是在这几年新冠疫情肆虐的岁月里，一地鸡毛、鸡飞狗跳的状况更是平常。2020 年年初，中国暴发新冠疫情，作为海外游子的我也积极地参与了很多公益活动……不曾想，还是碰到了一些让人心寒的事情，也遇到了一些不知感激，反而处心积虑想要更多的人……于是，我开始怀疑我所做的一切是否值得。

　　随着 2020 年 3 月，法国巴黎的第一次封城的到来，我结束了所有的工作与活动，也把自己封在了自己的小圈子里，甚至越封越小，说是看透还不如说是消极。但内心总有一个声音在叫嚣着"不能这样"，却苦于找不到一个拉自己一把的力量。正在这时，忽然看到了三和书院四届同有班招生的消息，况且就在截止日期的当天，我立即报了名。整个备考、"三笔一面"考试过程中，仿佛有股力量在牵引着我，让内心发生了一丝又一丝的变化，心安下来，渐渐温暖了起来……终于考上了，随着 7 次的引桥课程，刘力红老师的每月大课，赵江滨老师、解浩然老师、付海呐老师、邹慧老师、方建勋老师、陈喜健老师、黄靖老师、高圣洁老师、龚琳娜老师的大课……听刘老师的以古鉴今、诸师的分享，他（她）们的人生经历、待人处事、人格特质、生活信念……就好像是一面面闪光的镜子，照出了自己的不足与缺陷，也照亮了自己对前途的迷茫。他（她）们各有各的路、各有所长、各有所好……相同的是努力向上、积极认真、慈悲喜舍的态度，持之以恒、勇敢坚毅、开拓进取的精神。这不愧是另一种加油方式，让我们借鉴、学习，帮助我们逐渐明晰自己的内心，坚定自己的努力方向，努力成为更好的自己……我渐渐感悟到书院与诸师开办医道传承项目的初衷——用生命影响生命，温暖全世界。当诸师那一道道有爱的强光感染到我们每一个人时，就形成了一个大的正能量共振磁场，不断吸引人加入、同化。然后，我们也渐渐被点燃、改变、改善、超越自我，当自己的光也越来越亮的时候，身边的人也会感受到那一种高能量，我们就能也用生命去影响旁边的人……这种生命的共鸣，将人们引向"五福"，世界因此而更美好！

2020 年到 2021 年，法国疫情持续高涨，人口才六千七百万的法国，最高每日感染人数竟高达五十万。这种情况之下，政府竟然选择了放任躺平，放宽了防疫措施。可以说每个人身边都有被感染者，甚至已打疫苗三针者感染的，一人多次感染的。2021 年年初，我与伙伴们一起再次积极行动起来，捐款捐物，帮助弱势群体。我重新制定了自己的工作计划：一周两天线下门诊时间做好防范隐患与全面消毒工作，确保来诊者的健康安全；另两天开展线上视频公益看诊活动，为感染新冠者开药或用食物治疗，指导穴位按摩手法等。一周一天给自己看医案、查找资料、继续学习精进的时间。其中，也有很多趣事，比如如何教法国人吃中药：到哪里买中药材，如何选择熬中药的锅，如何浸泡中药材，先下、后下药，大火几分钟小火几分钟，熬药时盖不盖盖子，热饮还是冷喝，鼻饲是用鼻子喝、泡还是闻，空腹喝还是饭后喝，一天喝两次还是三次，中药的味道让人怀疑人生还是"怪味可乐"，放烤箱烤浸泡的中药材……因为文化背景的差异与传统习惯的不同，好多我们习以为常、理所当然的事情在法国人眼里都是神奇、不可思议，有时真的让人啼笑皆非，真的需要一点点叮嘱，一次次指导。虽然我写了一个"熬煮方略"，但总会不断地有一些意想不到的细节随着法国人在实践中提出，然后我再细化、再详细。想想，这也算是身在海外的我为普及中国文化（中医）所尽的微薄之力吧。

从 2021 年年初开始，每隔一周的周日下午，我开一堂"顺时嘉养微课堂"的公益讲座。我努力将中医常识尽量生活化，而不是很多人所认为的中医就是高深玄妙的理论，中医就是治病的慢郎中。希望身边的海外游子能知道中医更是祛病强身的生活之道，深入我们的衣食住行，是让我们吃得香、排得出、睡得好的生活智慧。该课程包含了传统习俗，顺时的饮、食、衣、居、功法、节气艾灸、节气防病、保健养生等简单易行的内容。希望能以我的微薄之力传播中医文化，影响身边人们的健康理念。希望每个人都能学些中医知识，自己为自己打伞，做自己的健康管理人。

虽没有什么更多的收入，非常忙碌，但也确实收获了很多美好：有受感染的孕妇终于解除了危机，顺产生下了大胖小子；有感染新冠后出现严重嗅觉、味觉失灵的患者经治疗终于康复；感染新冠后头痛失眠 6 个月之久的病人终于睡上了一整个好觉；因至亲去世而天天尿床的 10 岁孩子终于不用穿尿不湿睡觉；因新冠疫情而产生恐惧、抑郁情绪的少女终于考上了英国剑桥大学……虽然我能做的还很有限，但就像刘老师说的："当你在无所求的心境里成就一件能够利益大众的事情时，你自身的因缘亦会悄然而至。"我努力开心地付出，不求因缘是否来，但真的喜乐自在。

现在每一阶段，我给自己制定一个读书目标，除书院的日常功课外，每天再坚持读书 1 ～ 2 小时；每一季给自己报一个网课，努力学习，接受新事物，努力内求、内修。

每天与远在中国的父母、公婆问好，及时解决他们的难题。因新冠疫情回不了中国，见父母日渐衰老，病痛加剧，而自己又不能尽孝跟前，还是有遗憾、难过的。所幸现在网络发达，我可以尽量尽力地为他们做些力所能及的事情……只希望时光慢一些，爸妈也老得慢一些，又希望时光快一些，疫情尽快过去，我们可以团聚。平时，为自己与家人做好特殊时期的防疫工作与必要的后勤保障工作。周末家庭日，与家人、孩子们一起玩乐、学习、看展、运动等。及时与孩子沟通，不仅孩子的事情，我还会与他们交流我的计划、学习、工作、思想等，听取他们的意见，也及时传导善知识。我的孩子也越来越自觉向上，积极认真，大儿甚至将我教的耳穴疗法在学校里运用自如，帮同学们解决了不少病痛，被同学们称为"会中国魔法的雨果"……我想，这就是言传身教的力量吧。

渐渐地，我会努力全面地看待事物，因为知道任何事情都有阴阳两面；我会懂得有舍才有得，懂得透过表象，去挖掘事物的本质；我努力寻找在摇摆之中的平衡，在各种对立之中持续不断地和解，在不确定中寻找确定性。这是我加入三和书院之后最大的改变。有时，人生值得，并不是因为我们有了什么过人之处，得到或者拥有了什么，而是在精神世界里点燃了心灯。这就是这一年来三和书院给予我的。希望我能在自己存在的地方，努力成为一束光，哪怕很微弱也好。愿我们都能坚持着我们的坚持，勿忘初心，永葆真实和纯粹，做天真的少年。在每一个人生阶段里，不忘成长和更新自己，以此跨越人生中的低谷和苦难。

珍惜、感恩在三和书院的日子，毕业之后从此背后有书院的阳光，离开后心中亦有温暖与芬芳。愿诸师长、各同学不负岁月，不负梦想，被时光温柔以待，始终眼里有星河，笑里是坦荡，心里存阳光！

（九）生命的流畅性

常玉琪－北京2班

　　大课已接近尾声，一年匆匆而过。刘老师在课上多次提到写文章的流畅性问题。当时，自己没有什么感觉，只是疑惑，书院是要把大家培养成作家吗？对写作的要求也这么高。后来自己在诵读的过程逐渐体会到文章写得流畅是一种什么感觉。无论是《大医精诚》还是《伤寒论》，作者说的每句话都是对上一句的承接，或补充阐发，或逻辑推演，或者反面论述，没有一个断点。

　　习书是我开展得比较迟的一个科目。之所以迟，是因为一直没有勇气拿起笔。总觉得要写出看得下去的字，需要很长时间的练习。后来听了刘老师说古时候书写是很自然的事，而不是刻意要写成什么样子，不是做书法家。在老师和同学们的帮助下，我开始了写毛笔字。由于对自己写成什么样子没有了刻意的要求，所以坚持写了下来。写着写着，似乎对毛笔有了一点感觉，不由得自己开始研究字怎么写，慢慢也懂了一些运笔的方法。再回来在写的过程中，不由自主感觉书写过程中有一种流畅感产生。

　　软件开发中有一种过程控制方法，叫迭代式开发。其基本思想就是让软件先能运行起来，其实就是让软件保持流畅。在运行的过程中如果有什么问题或新的需求，可以进行改进。

　　写作、习书、软件开发，都有这种流畅感。生命又何尝不是呢？无论命运如何，生命从她诞生的一刻起，流畅是一个必备条件。流畅度高，生命的质量也高。流畅度低，整天病病歪歪或命运多舛，生命的质量就低。

　　生命是流动的，流畅的。做任何事情如果把她看作一个生命，我们首先要保持其流畅性，在此基础上进行改进，让流畅度变得高些。在流畅度改变的过程中，提高生命的质量。也许，这就是生命的意义。

　　想到此，我们每个三和学子在书院的学习又何尝不是一个生命的缩影呢？

二、日课打卡

（一）四届"择善固执"打卡摘录

编者按：今日你打卡了吗？这句问候已成为四届学子共同的习惯问候，我们共同的日课标准三项：导引、诵读、习书。特此摘录部分内容，以窥一二。

焦怡然 - 郑州班

1.导引：手搭上脘，差点睡着。又改成搭巨阙，一搭上去，一股热感顺着直达后背，后背热，手心热，手下轻微跳动，不久停止，身体比较平静了，慢慢地，小臂到手，小腿到脚，还有后背热感比较明显，其他也无异状。脑子有杂念，在想疫情的事，脑子慢慢清醒，没那么困了，

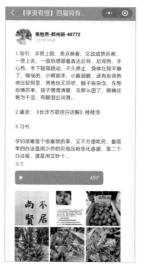
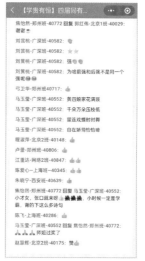
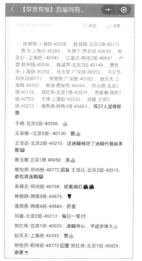

眼睛还略为干涩，有眼泪流出后润滑。

2. 诵读：《长沙方歌括白话解》桂枝汤。

3. 习书。

孕妇咳嗽是个很麻烦的事，又不方便吃药，最简单的办法是用少许的贝母打粉含化吞服；第二个办法呢，就是用艾叶 10 克左右煮两三个鸡蛋吃，吃鸡蛋不喝汤，这也可以祛寒止咳。

小区门口新种植了花，叫不上名，搭配得好热闹，看着让人心生欢喜。

朱晴文－郑州班

1. 导引：刚开始的时候是躺着导引，感觉周围环境凉凉的，很清爽。先是右小腿大概少阴经的位置，有一阵跳动感。果然阴经和阳经的跳动还是不太一样的，阳经呢比较有力量，像是一种滑脉，阴经就比较缠绵悠长。随后右脚脚心也有跳动，我没有感觉到身体的发热，便坐起来继续导引。这一坐起来，我才发现我的整个后背

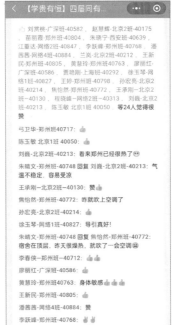
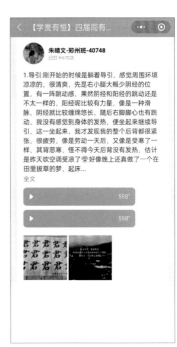

都很紧张、很疲劳，像是劳动一天后，又像是受寒了一样，其背恶寒，怪不得今天后背没有发热，估计是昨天吹空调受凉了。

2. 诵读：《黄帝内经》《论语》。

3. 习书。

徐玉琴－网络班

1. 导引：昨晚睡前导引时命门附近感觉到热热的，创伤处发痒。今日晨醒头两侧隐隐不舒适，导引半小时左右，分不清气还是其他从神阙附近热乎乎地缕缕向上，热热的感觉

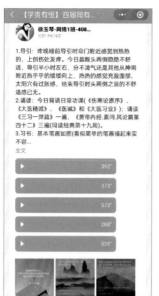
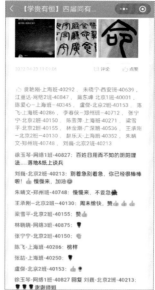
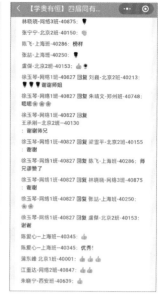

充盈面部，太阳穴有过胀感，结束导引时，头两侧之前的不舒适感已无。

2. 诵读：今日背诵日常功课（《伤寒论原序》《大医精诚》《医诫》和《大医习业》）；诵读《三习一弊疏》一遍，《素问·风论》三遍（同读经典第十九周）。

3. 习书：基本笔画如图（看似简单的笔画描起来实不容易），每天一篇不便上传的经书。

4. 健行：坚持自主抬腿迈步，蹬车锻炼。加油！

关注双下肢冰凉的范围如何缩减，为啥还是凉，好心急。

江重达－网络班

1. 导引：膻中！今天感觉，手放膻中的时候出现了胸闷，胸闷得难受，呼吸困难，于是把手拿开，缓了一会儿，好了些，这莫非是现实的压力的具象化？有趣，还是第一次有这种感觉！今天读《伤寒论》，突然悟了那么一下，终于知道为什么那么多条文都有火攻，加温针。现在终于知道那

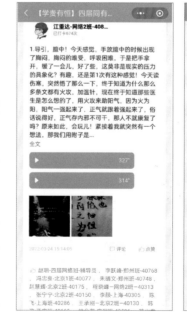
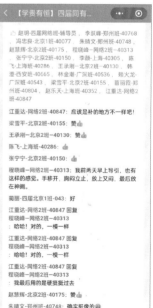

些医生是怎么想的了，用火攻来助阳气，因为火为阳，阳气一强起来
了，正气就跟着强起来了，俗话说得好，正气存内邪不可干，那人不就
康复了吗？原来如此，会玩儿！紧接着我就突然有一个想法，那我们用
附子是不是也是一种火攻的表现？因为大热嘛！但是从结论出发，附子
不是！那附子的火与温针艾灸的火有何差异？

2. 诵读：《伤寒论原序》《大医精诚》《医诚》《大医习业》。

3. 习字！

潘茜茜－网络班

1. 导引：早上导引40分钟左右。双手搭神阙，排了一次不长的浊
气之后，接着左脚然谷穴附近跳动两下，有疼感。然后腹部咕咕咕的肠
鸣声，紧接着右手中指尖微疼。然后又是左脚然谷穴跳动三四下。轻微
的肠鸣，渐渐平和，结束导引。今天导引时体验了心流的感觉，同时中
间也有念头，需要把念头拉回。

2. 诵读《黄帝内经素问·六节藏象论篇第九》。

3. 习书。

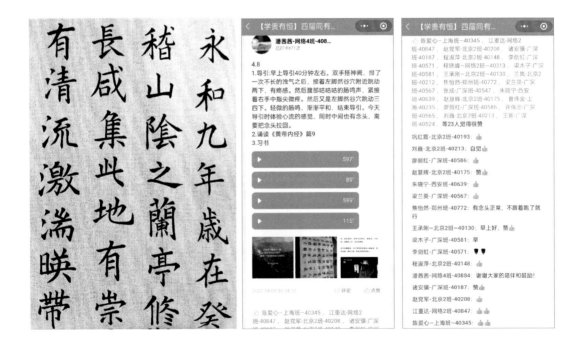

（二）习书精进作品

蔺丽 - 四届北京1班

春江潮水连海平，海上明月共潮生。
滟滟随波千万里，何处春江无月明。
江流宛转绕芳甸，月照花林皆似霰。
空中流霜不觉飞，汀上白沙看不见。
江天一色无纤尘，皎皎空中孤月轮。
江畔何人初见月？江月何年初照人？
人生代代无穷已，江月年年望相似。
不知江月待何人，但见长江送流水。
白云一片去悠悠，青枫浦上不胜愁。
谁家今夜扁舟子？何处相思明月楼？
可怜楼上月徘徊，应照离人妆镜台。
玉户帘中卷不去，捣衣砧上拂还来。
此时相望不相闻，愿逐月华流照君。
鸿雁长飞光不度，鱼龙潜跃水成文。
昨夜闲潭梦落花，可怜春半不还家。
江水流春去欲尽，江潭落月复西斜。
斜月沉沉藏海雾，碣石潇湘无限路。
不知乘月几人归，落月摇情满江树。

春江花月夜　唐·张若虚

廖秋霜 - 四届南宁班

有乎为大盗积者乎？所谓
圣者有乎为大盗守者乎？
何以知其然邪？昔者齐国
邻邑相望，鸡狗之音相闻，
网罟之所布，耒耨之所刺，方
二千余里。阖四竟之内，所
以立宗庙社稷，治邑屋州
闾乡曲者，曷尝不法圣人
哉！然而田成子一旦杀圣
齐君而盗其国。

壬寅年立春书

朱未萍－四届上海班

壬寅年二月廿八

卢杰－四届北京2班

李跃峰－四届郑州班

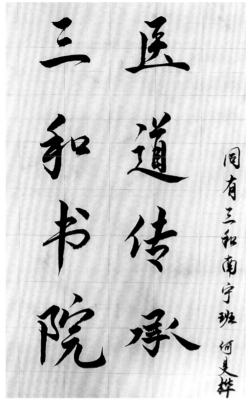

何剑锋－四届南宁

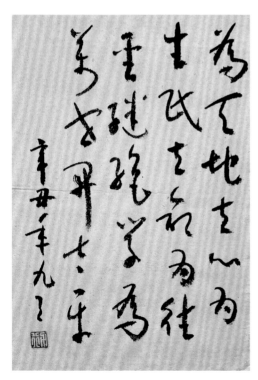

段建伟－四届北京 1 班

许博怀－四届上海班

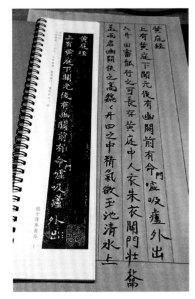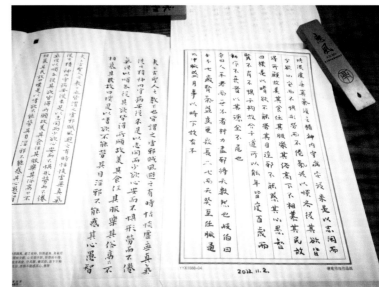

杜婉航 - 四届广深班

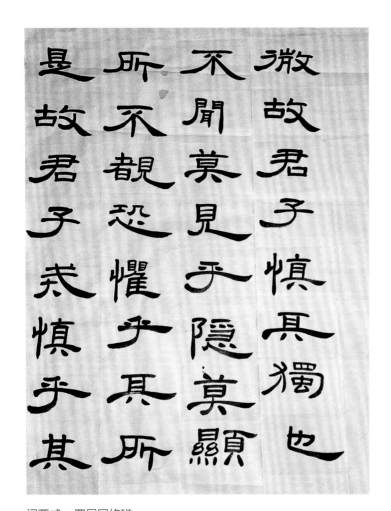

闫亚威 - 四届网络班

（三）学子感言——心手双畅的书写

编者按：四届第四次主干课程的嘉宾是北京大学书法教育与研究中心研究员方建勋老师，他分享的主题是《从生命的角度看书法》。习书是学子们日常三大功课之一，特摘取课后同学们的感悟精彩片段，以作分享。

刘晓霞－网络3班

习书能调神养心。前段时间，每次下班回家都是神疲至极，心中充斥着各种不好的念头，而习书是每天仅有的属于自己的时光，每次开始都是心思沉重，但后面慢慢沉浸其中，聚焦到一笔一画、一撇一捺，习书终长舒一口气，洗净铅华。

课堂记：人身体是有骨骼的，那书法也要跟人体一样，先要立起来，所以写书法要先"立骨"，用笔要"如锥画沙"，"如锥画沙"就是笔下要有力量，那么有力量之后，你写出来的字就不是飘着的了。

书法的书写过程是身与心的共同行动，即心手双畅。

鲜琦琦－网络3班

打卡习书将近一年，很享受写字时的平静。心无旁骛，静心思考。行书、草书、楷体各种类型的字体，或圆润，或苍劲，看得久了，便喜欢上了字体所表达出来的韵味。正如方老师所说，字中蕴涵着生命的迹象，字也有骨架。好像练字的目的也是为了感受字背后展现的那种"骨感"视觉，见字如见人，练字时间长了，也就将自己的内心融入字体里了，字就有了"骨气"。课堂记：东汉蔡邕《笔论》曰"书者，散也"，明代费瀛《大书长语》曰"书者，舒也"。所以更早的时候，蔡邕就谈到书法的功能，"书者，散也"，是不是啊？来疏散情绪，疏散你自己内在的怀抱，把内在积郁的东西散出来。费瀛"书者，舒也"，习书，舒展自己的生命。疏泄与澄静其实都在这个书写行动当中，让一个个生命在书写当中趋向平衡。

王蔡杰－西安班

"天之道，其犹张弓乎。高者抑之，下者举之，有余者损之，不足者补之。天之道，损有余而补不足。"我觉得习书是合乎天道的，习书很容易对人产生"疏泄"和"澄静"的作用，使人在习书的过程中消除不良情绪，使人内心回归宁静。

王凤－网络3班

方老师说"疏泄"与"澄静"——生命在书写中走向平衡。我想起以前读书时班主任常常要求我们练字，还说过一句让我记忆犹新的话：书法家寿命一般都比较长。一直都不明白为什么，现在终于知道了，生命平衡，阴阳平衡身体才会健康。书院安排给我们的习书就是帮助我们调和身心，走向平衡。

课堂记：以生命的态度看待书法，"字如其人，字中有人，看字如看人"。

劳丰田－南宁班

书法要品的是作品的血、肉、骨、气、神，就像一个活生生的生命展现在我们的面前，这与中医以人为本的整体观多么一致，这也是中国传统文化的魅力所在。

杨秀丽－西安班

中国的传统文化，从某种意义上说的是"心"的文化，习书、导引和诵读等都是渡我们的"船"，每艘"船"都很好。相比之下，我觉得习书简单易行，一支笔、一碟墨、一张纸铺开来就能立刻实践，就可以将心注入，重点是我们不能将目光只停留在"船"上，我们要借助"船"

来到达彼岸。

课堂记：书乃吾自书（方建勋老师引用王羲之的叔叔教导王羲之的话）。

巩明霞－西安班

无论习书，还是其他事，一开始可能是学习、模仿，去了解并且熟悉其中的礼或理，但最后一定是要回到自身的，而这个过程也是为了更好地写出自己。只有写出自己的个性，才能向内求，忽视形，真正感受神的变化，达到天人合一的境界。像君子，一定是和而不同的，和的是形，不同的是神。这世间万物，无外乎此。

陈鸿儒－上海班

小时候写过一段时间的毛笔字，现在捡起来并不觉得陌生。但小时候未遇名师，练习也并不勤奋，就是临摹了几本字帖，字帖一合上就不会写了。自己也有些疑惑不知如何解决这个问题。听了方老师的课终于明白写字就是写自己。也许我应该丢掉心里预先设置的条条框框，先把像不像或美不美这些念头放下，专注于笔下，写自己就好。

第五章

班级风采 士子担当

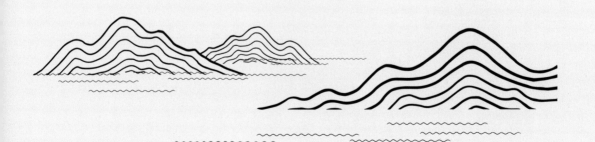

编者按：『班级』是三和书院在读生学习的基本组织单元；书院实行班辅学辅助下的班级自组织自管理机制，各地班级建设中各有其特色和精彩。兹选录班级来稿，供读者阅览感受班级风貌、治学氛围。

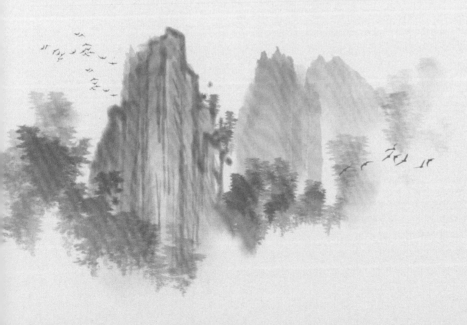

四届北京 2 班

北京二班，我为你自豪！

从地理上看，四届北京二班的同学主要来自华北和东北地区。这是怎样一个集体呢？

话不多说，献上干货：截至第七次大课，书院在公众号上一共推荐了 15 篇大课作业品鉴，其中包括了来自北京二班的 6 篇；另有 6 人入选大课作业节选汇编。

这些作业记录下了同学们在一年多的学习和践行中的所得、所思和成长脚印，修辞真实、文字生动、所发所感无不切己，感人言辞的背后是一颗颗拳拳学子之心。

1. 凝聚的力量

凝聚的集体少不了背后统筹、服务的班委。我们的班委团队是在九月大课大家第一次线下见面时产生的，每一位班委都是热心的志愿者，在一次次的工作协作中毫不见外，配合默契，个个主动、精诚、负责。

在这一年，疫情防控打乱了书院每次大课线下共上的节奏，但同学们又都非常期待每月一次大课的"面对面"分享共学。经过班委们的热烈讨论，北京二班将 96 名同学化整为零，按相对集中的地域划分为北京、天津、冀北、冀南、东北、鲁中、胶东、山西 8 个小组，灵活采取或线下集体听课，或者先个人自学、后线上集中分享的方式来创造出疫情下大课共学的模式。面对面的交流和紧密的沟通让大家彼此的心贴得更近。

在冀南小组，六位同学均为医护人员或在校医学生，因 24 小时待命参加疫情防控，有一次计划好的线下共同上课临时取消，但组长苗盼盼还是把提前准备好的横幅挂起，恭敬地完成课前仪式，让隔屏相望的小组成员们感动不已。

2. 多姿多彩的线上活动

线下不能聚，线上多出招。结合大课的礼乐文明内容，班委同学牵头在元旦前后精心策划组织了"数九消寒诗"和"音乐感知训练"两个迎新年的线上活动，给同学们带来了不小的惊喜。活动的设计意图是让大家通过古诗和音乐来增强大家对生命的感知力。活动中有很多瞬间让彼此感动不已，有大家在聆听音乐时比照到的诗词之美，有在诗词朗诵时声音里流露出来的纯真，有的朗诵表达出了蓬勃的生机，有的展现出了沉静而悠远的思考，有的显现出一些怯怯的害羞和拘谨等。同学们内在的生命状态在那一时刻鲜活地表达和展现着，仿佛一种能量打破了平时的理性表象，率真而出。

3. 日积月累，变化气质

走到第八次大课，书院日常功课打卡有四百多天了，回首刚进书院教室时的心情，再

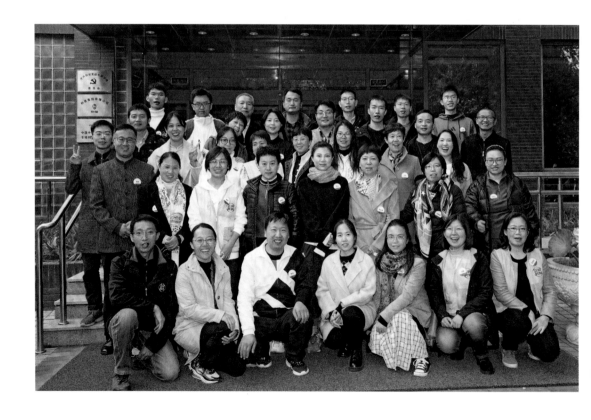

看此时的心境，大家内心的变化不一而足。这里我们撷取同学们自己的言语来展现大家最真实的变化。

◎ 程淑萍同学：经历了八年的医学院学习后硕士毕业进入基层医院，却尴尬地发现自己几乎不会看病，无法为病人有效解除疾患。我非常珍惜进入书院学习的机会，书院让我看到了中医人的样子，看到中医本该有的样子，更坚定了人生的方向和信念。

◎ 孙宏亮同学：近一年在书院同有班的学习，使我对从事的推拿工作有了更深的体悟。我把书院对"感"的启发和训练用到日常的工作中，用心感受每一位患者的身心状态，触摸、沟通、对话。平凡的每日工作却与是炎帝的精神一次次相遇，有种身在道中的幸福。

◎ 苗盼盼同学：我最大的收获是，在社会分工的日趋精细化和明确的今天，有这么一个团体、一群人，能让我从逼仄的角落里走出来，学着拥抱和交流，从不同行业从业者的同学那里汲取营养、碰撞思想，排遣我长久以来的孤独感和不确定感，我也愿意为咱们这个集体贡献绵薄之力。

◎ 陈秋华同学：更多传统文化的滋养，已经是我生活的一部分，感性和理性不断交汇融合，对于"炎黄子孙，水土合德"有了更深的认识，对于"醫、疫"等字的含义有更深层的认识。从医十余年，稀里糊涂的我总算明白了如何学习中医，如何学好中医。也明白了传统文化是中医学习的重要内容，而中医是打开中华文明宝库的钥匙。这段学习的历程是在引领我走向中医更好的未来。

◎ 黄蒂同学：我跟父亲曾有不小的冲突，一方面内心想要获得父亲的认可，一方面又想能够独立地闯出一条属于自己的道路但没有得到父亲的理解和支持。经过书院课程的学习，我开始转变心态，内心对父亲的感受发生了变化。现在父亲也逐渐认可了我的选择和努力，把我的选择视为他的自豪与骄傲。

◎ 于楠同学：我的日常功课打卡积分是班里最靠前的，我每天早早到单位，坐在窗边，沐浴朝阳完成功课。这已经是我美好生活不可或缺的一部分，我会坚持一辈子。原来我比较容易被消极情绪控制，现在能够及时觉察它、化解它。

◎ 钟恺同学：我一向自觉慢热，刚开始上课有些迷茫，还有些傲慢之心，影响了对于大课内容的吸收。随着课程的持续，我的思考在慢慢增多，直到第五次大课，才对引桥课的内容有了认知，才有了切身的感悟。往后的课上，跟随老师们的引领，我的思考也随之深入。 结果是，虽然课程还没有结束，我已做出了辞职的决定，开始跟师学习针灸，因为我清晰地看到了我人生理想的变化。曾经，做个优秀的景观设计师是我的人生理想，做出"天人合一"的景观是我的职业目标，但是现在看来，这个"道"并不究竟。走入诊所，一时之间我认识了许多人，比过去十年认识的人还要多，并且开始与他们交谈。真正的关怀发自内心，动了心，就清晰了。赵江滨老师说："开启内在的自觉，产生持久的内在力量。"

◎ 王传霞同学：由于之前工作的诊所过于要效益，于是我做了一个决定：自己开门诊，每来一个病患，我都要尽心尽力去医治，以解决患者的痛苦为首要目标。经历了开业后的冷清，现在患者就诊数量逐渐多了起来，跟更多的患者建立起了信任。择善固执之，清晰明确自己想要走的路，坚持才有希望。

96 位同学结伴走过一年多的时光，共同学习共同进步，虽韶光易逝，有同行相伴的老师和同学如此，夫复何求哉？

四届上海班

四届上海班，一样的传承，不一样的我们

1. 这里是四届上海班，我们不一样

2020 年 12 月 20 日，175 名来自不同行业不同省市的同学们，怀着对三和的向往，过关斩将通过了"三笔一面"的考核，齐聚一堂。恰逢冬至，刘力红老师开讲时提及应天时，嘱咐三和医馆煮一大锅冬至汤。三和书院的第一次课程，给我们留下了与天和的深刻印象。那温暖的一幕，永远留在了不一样的我们的心里。

2021 年 6 月，在教辅老师的带领下，上海班通过自荐 + 集体投票的方式产生了 8 名班委、1 名独立财务专员和 6 名组长，我们渐渐成熟、

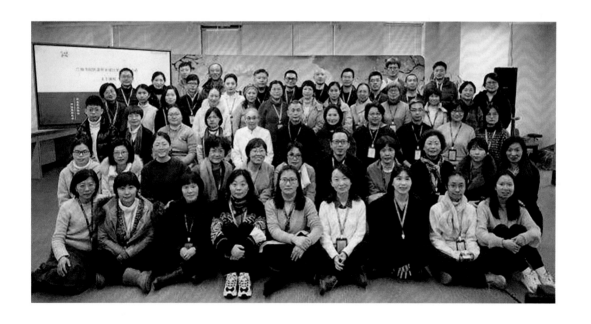

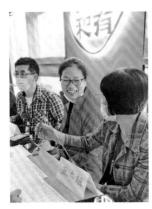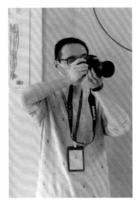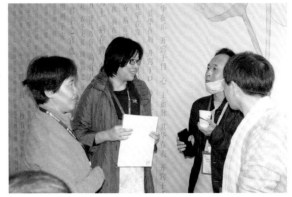

自立。每次线下课程，我们见面越来越融和；线上，我们群内讨论，分享经验，增进彼此了解。

我们是如此幸运，在前八次有限的现场课中，刘老师能够亲临上海两次，能近距离亲近老师，被耳提面命，是我们的幸福。

六六老师现场写了一幅书法条幅，赠送给我们上海班，以她自己习字的经历，来鼓舞大部分从未拿毛笔写字的我们，建立我们的信心。这是属于我们来到现场的学子的特别礼物。三位学习顾问学长和两位辅导员学长为上海班的学习进行护航。当我们有点迷途时，有点停滞不前时，或者有人要掉队时，都有他们在鼓励，在指点迷津，在引领，在沟通。我们知道自己是有同行者的，有依靠的。

为了帮助同学们更好地进入学习状态，书院在总结往届经验的基础上，为四届设立了引桥课。在引桥课上，老师、往届学长们用亲身经历来告诉我们书院三项日课设立的用心。在明白这些特殊的用心之后，我们和书院更契合了。

2. 不一样的我们，人人都是志愿者

上海班同学的年龄跨度比较大，有在校的大学生，也有快退休的学子，面对学习上需要使用到的各种软件，有同学不适应，就有志愿者同学伸手帮忙，我们是互助的。现场开课时，签到、整理教室、准备茶歇、调试设备、会场主持、现场拍照摄像、新闻组稿、图文编排、作业收集等各环节都需要志愿者，我们个顶个的全是志愿者，我们是全能的。课程结束后，学子有身体上的不适，我们中间有学过黄帝内针的，有学过五行针灸的，有学过圣洁正脊手法的，还有学过其他法脉的，大家都不惜力治疗，我们是践行的。上海班超过半数的同学参与了班级各项志愿者工作，我们是志愿的。

反复的疫情，使得志愿者组织工作充满了困难。班委成立之初，班长提出：班委、组

长是常驻的志愿者，而每一位同学都是储备志愿者，哪里需要到哪里。但是即便每个岗位都设立 AB 角，因为疫情，仍然没有办法解决已定志愿者临时不能按计划到场的困境。这时，不一样的我们强大的志愿者储备发挥了作用。在不确定的疫情面前，志愿担当精神，保证了上海班现场课程的圆满完成。

3. 在书院的学习使我们变得更加不一样

明师的教，现场的学，更需要平日里的习。一篇一篇的作业，是一个一个前进的脚印，课程越深入，作业越走心。同学们正在把所学融入生活，融入血脉，行成习性，改写禀性，趋向天性。

四届的我们从往届上海班学子手中接过上海同有班公众号，记录学习历程，推广学子风采，分享学习心得。我们在书院指导下，定期开展讲学活动。同学们述说着书院学习给自己生活带来的变化。发自肺腑的发言，每每通过网络感动着其他学子，带动起新一轮的学习动力。

借由这样的学习，我们变得更加不一样。我们变得有所依止，我们依止于中国优秀的传统文化，依止于医道；我们变得更加明理，依理而行；我们变得更加不恐不惧，因为我们心中有道、有理、也有术；我们变得更加坦然，因为我们在学习不断解弊；我们也变得更加安心，因为我们慢慢地知道自己应止于何处了……

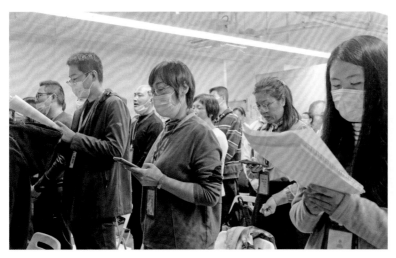
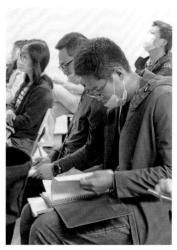

4.疫情艰难,不一样的我们身上的传承是一样

疫情贯穿了我们学习的全过程,而目前的上海最为艰难。即便如此,三和人的士子担当精神却在不一样的我们身上传承。我们中间,有与时间赛跑,拼命学习中医,努力救治自己母亲的;有穿着防护服做志愿者的;有做团长为小区团菜的;有的在自己的微信圈中把自己所有的上海朋友拉群,希望在他们封控期间遇身体不适又无法就医的情况下,可以指导他们用所学的黄帝内针解决病症的;有在"上海抗疫求助"微博中浏览各种就医求助,按照留下的电话帮助上海人民的;更有用自己所学帮助够得着的亲人、朋友、邻居的……以我所学,守护一方。我们不一样,但我们传承的士子精神是一样的。我们聚是一团火,散则满天星。

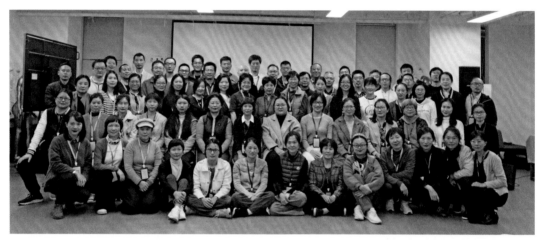

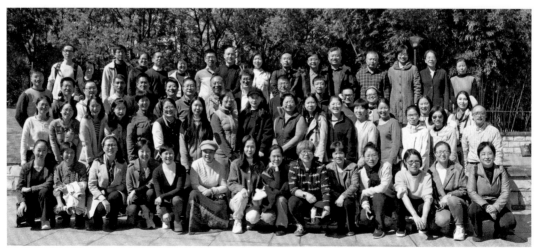

四届南宁班

扬帆启航——四届同有班南宁班学期小结

"叮……叮……叮……"，2020年12月16日上午9时整，110名学子在不同的地域，不同的岗位，不约而同地收到了企微上三和书院医道传承四届同有班南宁班入群的消息。随着"集结号"的吹响，一段崭新的旅程，一场珍贵的机缘就此启航。如同海岸的巨轮承载着欢喜、憧憬与希望，伴着悦耳的轰鸣声驶向蔚蓝色的海洋。

1. 梦开始的地方，披满七彩霞光

2020年12月18日第一场南宁班线上班会将同学们的影像第一次拉入彼此的目光，看着一张张陌生而内心又觉得有些熟悉的面孔，轻松而又温暖，每名同学的年龄、经历、职业都不尽相同，但说出的每一句

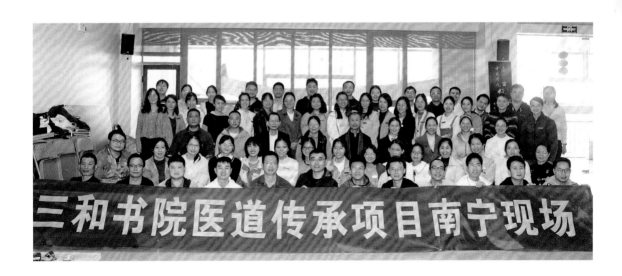

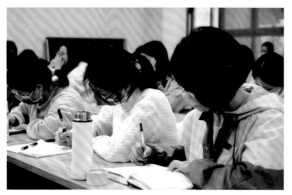
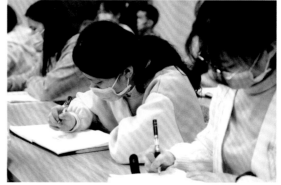

话却共同地透着对书院学习的荣幸与向往。同气相求的力量如此强大，不由猜想，这场缘分的来处是怎样的美妙。

三和的信念，三和的担当，正是这场机缘千里相牵的力量。从引桥课上老师的引领到诸位嘉宾的分享，直至刘力红老师每次大课倾情的授课与无私地对学员们心灵的灌养。我们如同春天里清晨的嫩芽接受露雨的洗礼，披满七彩的暖阳，在清明中升发，在关怀中成长。

从乾坤到阴阳，从礼乐到炎黄，有五运六气的把握，也有黄中通理的智慧，有文以载道的启发，更有仁孝中正的思想。四届同有班的航帆已驶出一年，巨轮的舵手——我们的老师，辛勤不言苦，不畏难，特别是两年多来，全球、全国疫情肆虐，老师们无惧个人安危奔波于抗疫一线，救病患于危难，展现中医之本分与仁德。教学中，不辞辛苦往来于大江南北各个城市，朴素而真诚，为每一名学员展现了有别于名利至上的另一道纯粹的景象。因此，书院的学习不只是知识上的拓展，也不只是对生命认知的感悟，更多的是被明师言行感召后，一颗颗士子之心的萌发与坚定。

2. 相伴而行，尽显相惜之情

走入书院的第一天，这里有 20 岁左右的学生，同桌却可能是"70 后"的中年人，年龄的跨度实在让人惊讶，好在我们同有一个称呼，那就是"三和书院四届同有班学员"。南宁班青春与成熟并举，稳重与活泼齐肩。一路走来，全班同学相互支持，相互勉励，相互感动，相互学习，在书院是共同奋进的同学，生活中已成为无话不谈的朋友。

医道传承的学习是需要感悟和智慧的，相比而言，一个人的力量是有限的，而且是有些枯燥的。正所谓"有朋自远方来不亦乐乎"，"独乐乐不如众乐乐"，南宁班的同学们在日常的班级活动里都展现了极好的活力，每一次交流都充溢着笑声、泪水、感动与醒悟，每个人都好像是一盏灯，点亮自身的同时也照亮和温暖着他人。真情的流露，真心的付出，换来的是真正的变化与提高。在每次大课后的作业中，看到最多的就是同学们内心真正的变化和成长，以及对生命、对生活、对家庭、对亲情，更为深刻的认知。

在过程中有一些同学失去了继续在书院学习的机会，不禁为他们惋惜，但同时，大家也更加珍惜书院学习的每一天，每一次课程，每一日功课，每一场与大家共享的机会。

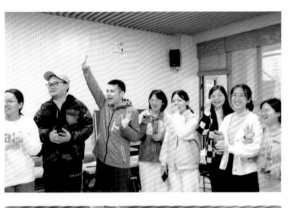
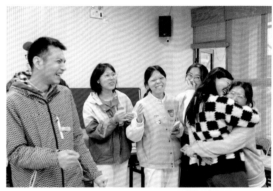
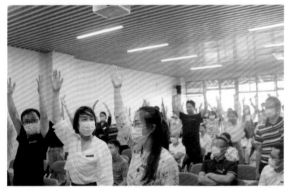
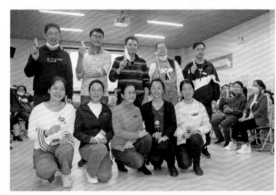
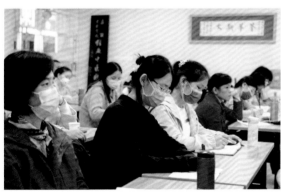
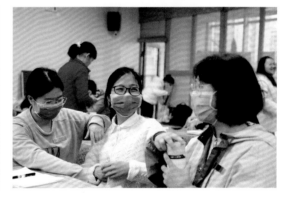

3. 和而不同，让学习绚丽多彩

"君子和而不同"，在学习中，同学们对所学都有着自己独特的思考和感想，正是这种"不同"，在温馨和谐的班集体里产生了百家共鸣的精彩，让大家都有机会从不同的视角去感悟经典、感受生活和思考自己没有机会去亲身体验的经历。

为了让这种难得的心灵碰撞发挥出更好的效果，也为了营造好和谐轻松的班级氛围，一年多来，南宁班通过开展各类活动将同学们紧紧联系在一起。

首先，南宁班有一支愿意付出，乐于奉献的班委、学习小组长和志愿者骨干队伍，相互支持，主动作为，发挥了十分重要的牵动作用，在老师们的带领下为班级各项工作的完成打下了坚实的基础。

其次，各项活动的顺利开展成为南宁班卓有特色的学习抓手。一年多来，南宁班除了顺利完成了两次现场大课和多次现场辅助课程任务外，着重把精力放在了日常的学习活动开展上，以有力促进同学们在书院学习的连续性和广延度。

在每次班会组织上，南宁班都侧重将内容重点放在同学们对大课内容及结合日常工作生活的感悟分享上。到目前为止，已经组织分享150多人次，涵盖了班级所有的同学，通

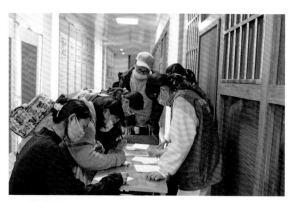
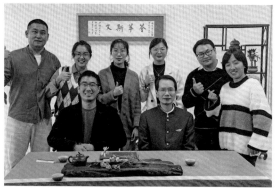
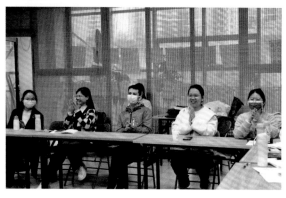
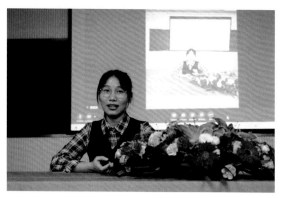

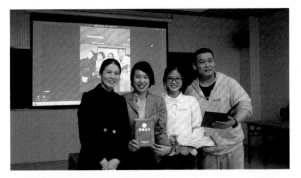
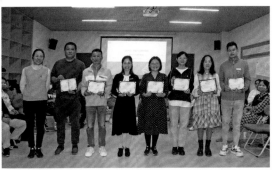
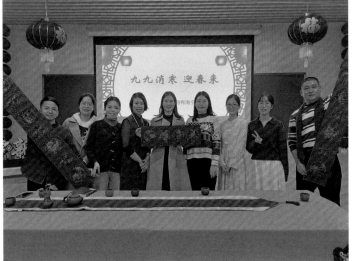
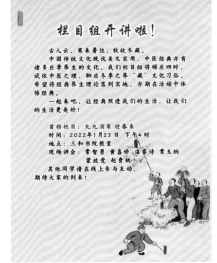

过分享既增进了同学之间的了解，又从执业医、院校学生和非执业医等不同的角度，抒发了大家通过医道传承的学习在个人成长中的收获。

在每次大课作业推荐评选中，班级都严格按照书院要求进行双轮投票，在投票过程中也推动全体同学认真阅读其他同学的作业，无形中也促进了大家的学习交流，并且会在每次班会上对被推荐作业的同学进行颁奖，很好带动了班级的学习气氛。

在班级讲会活动中，根据班级同学的特点，采取了专题讲会和栏目讲会两种形式双轨并行。在专题讲会上，邀请有临床经验或是有专长的同学进行专题分享，使大家拓展了见识，开阔了视野。在栏目讲会中，同学们将每一期活动都努力打造成欢聚的平台，开展了"九九消寒迎春来"和"新春佳节话生机"为主题的活动，在活动中通过线上直播的方式与全班同学互动，既展现了中国文化之美，也给予了同学们节日般的快乐。

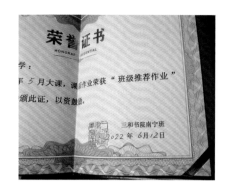

班级结合现场大课和新春佳节，还组织全班同学开展了写福字、送福字的祝福活动。一幅幅充满创意和感情的福字贴满了整个学习墙，也充实着每一名同学的内心。一张满是福字的全家福，洋溢的是全班同学内心里的幸福。

在冬至到来之际，班级还在南宁同有三和中医门诊部的帮助下，让师生们共享了香喷喷、扶正气的冬至汤，饮的是时节，喝的是健康，品味的却是无限的感恩和快乐。

在书院学习已经一年有余，每到一个节气，班级都会自发呼吁同学们进行集体导引，运用老师授予的知识，感受天地人在节气的变化，让大家不断增强"感"的能力。另外，班级还在每次大课时，组织全班开展习书展览，书不论门派，字不分等级，重在相互的感染和学习，增强日常习字功课的热情。

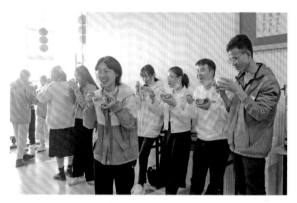

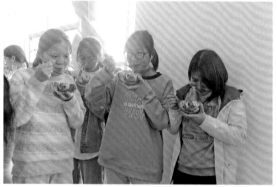

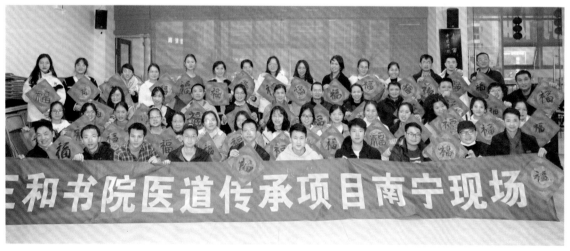

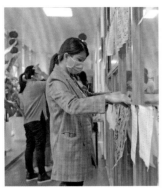
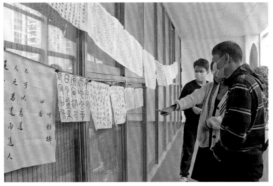
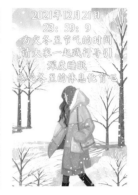

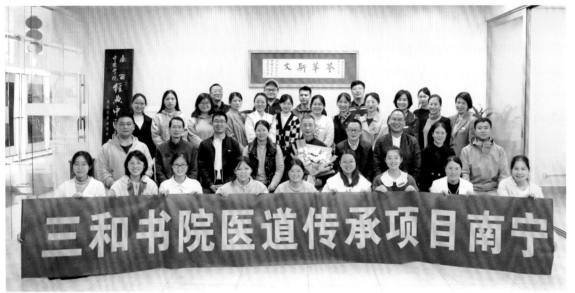

　　同时，南宁班还为每位同学定制了专有姓名牌和班级印章，这些都将是我们值得一生去珍藏的"信物"，因为在上面印刻的不只是姓名和文字，还有我们在书院的回忆和梦想。

　　四届同有班的学习，转眼已接近尾声，但对于我们每一位同学来说，传承医道的征程才刚刚开始，我们将迎着日出的方向，抖擞精神，满怀士子的担当，扬帆启航！

四届广深班

四届广深班班级活动风采

广深班自班委诞生以来，基本保持了每次线下课都会举行一次集体活动的频率，其中参与度最高且最具特色的主要有以下几项。

1. 第四次大课间"百人习书"活动

习书作为三和书院同有班日常三大功课之一，学子们除了通过平日认真习书，按时打卡，养成良好的学习习惯，同时也在"书写自己"的过程中，进一步启发自己对当下的觉知，获得更多生命的能量，助益自己的心身成长。2021 年 10 月 23 日，在第四次主干课程中，方建勋老师为同学们带来一次别开生面的书法课，他对书法的解读让人耳目一新、

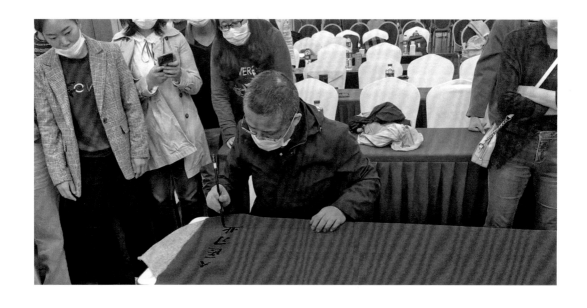

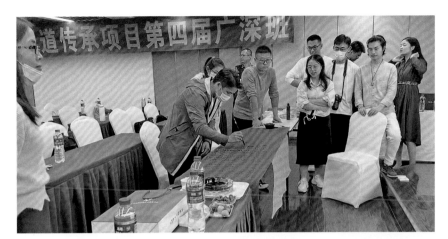

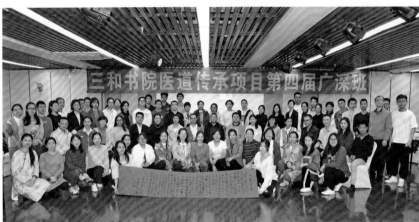

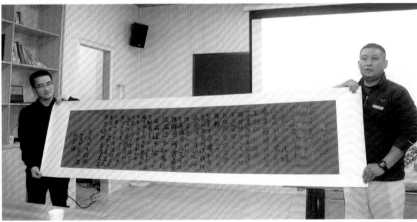

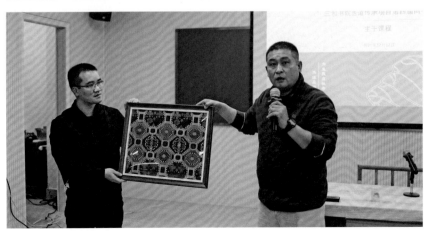

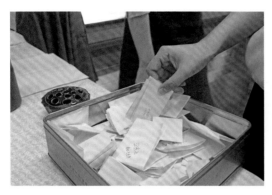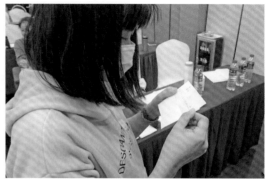

意犹未尽。借着此次课程的余韵，广深班班委精心策划了一场"百人习书"活动，利用大课的休息时间，让全班同学参与其中，和在场的老师一起，共同完成一篇《大医习业》。

活动现场：同学们有的端坐桌前，一丝不苟；有的站桩输出，潇洒不羁；有的行云流水，一气呵成。感觉随着这一笔一画的挥洒，同学们也更加坚定了自己内心成为一名士子、一名大医的信念。

活动后续：在第五次主干课程时，我班杨永健同学赴南宁班现场听课，将广深班全体同学手书《大医习业》赠予南宁班，期与南宁班同学联谊且共勉。南宁班同学也在现场回赠了民族特色图腾于广深班，希望两广班级友谊长久。

2. 贯穿整个大课的"守护天使"活动

为了进一步增进大家的相互了解，让大家更快速、更深入地彼此熟识，在第四次主干课程的课间，我们进行了贯穿整个余下的学习时间的游戏——"守护天使"。

活动过程：游戏先让每一个同学仔细考虑自己的愿望，将愿望写在纸上投入心愿箱，同时抽取其他人的愿望，写上自己作为守护者的名字，并开始在接下来的时间里默默守护着这个愿望，直至同有班课程结束。

大家都十分期待学期最后大家对于守护内容的分享和真情流露。

3. 第五次大课前大夫山户外活动

在疫情稍好些的时候，我们于 2021 年 12 月 11 日，第五次主干课程开始的前一天，在广州番禺举行了一次户外团建活动。

这次活动寓学于乐的同时，也让大家在青山绿水间得到了大自然的滋养。当我们双脚踏在草地、泥土之上，看着从树叶间漏下来的阳光，听着清脆的鸟叫，旁边还不时夹杂着周末出来游玩的孩童们的欢声笑语。我们或站，或坐，或是漫步着，或是笑闹着，又或是静默着，无论何种状态，感觉都十分美好。

就这样，在一次又一次的班级活动中，广深班的各位进一步加深了了解，开始变得熟悉和亲近，整个集体也因此获得了更强的归属感和凝聚力。感觉班级在纪律明晰的基础上不乏团结、活泼，线下的一次次见面也在明显增进班级同学间深度的连接与交流中，逐步提升了学习氛围。很多同学都在大课作业中明确表达了对这种集体活动的感激与珍爱之情，也对能成为其中一员充满感恩。

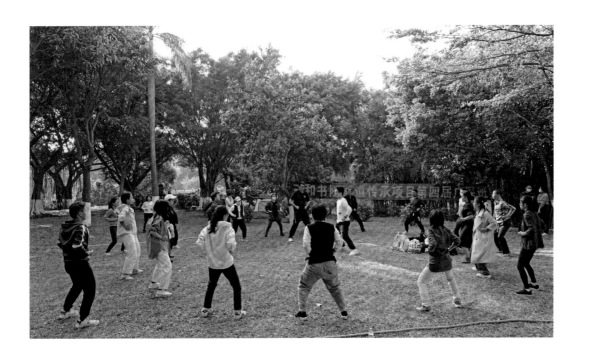

四届西安班

西安班——疫路同行

"在三和书院学习的日子里，大家共同学习，彼此温暖，共举传承，让生命的每一瞬间温暖光明，充满正能量。"至今仍记得，班主任老师第一次线上班会对我们西安班学员说的这一句话。在疫情肆虐的那个冬天，这句话让我们感受到来自西安班这个大家庭的阵阵温暖。

因为全国疫情时有反复，我们西安班课程、活动更多是以线上为主。到目前为止，西安班仅仅开展了两次线下课程，虽有遗憾，但我们却感觉这两次线下课程一次比一次的状态好。

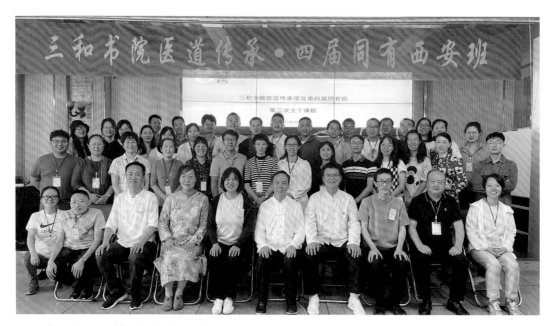

2021年9月12日第三次大课线下合影

11 月 19 日，西安班召开班委会，一起交流并落实了西安班的讲会制度，并以小组形式征收主题。12 月 11 日，第五次大课前，我们部分外地同学早早来到了西安，进行第二次学员交流。第二天，西安班以线下一起观看直播的形式进行了第五次大课的学习。值得一提的是，这次线下大课，我们采用小组式落座，促进同学之间进行更深入地交流，也消除了彼此之间的很多陌生感。

12 月中旬，新一轮疫情席卷古城西安，疫情发展之快令人难以想象。12 月 23 日 0 时起西安对全市所有小区、单位实行封闭式管理，2022 年 1 月份的大课，西安班也临时调整为线上形式。刘老师表达了对西安班全体师生的问候和关怀，也再次谈到了中医对瘟疫的认识，从五运六气的角度谈到本年度容易出现的一些问题。西安班的师生虽然不能在现场相见，但大家都在屏幕前共守同一堂课。

在这次疫情中，西安班的师生也用实际行动努力为这座城市贡献自己的力量。交通的管制、物资的匮乏给大家的生活带来了很大的不便，尽管如此，大家还是想尽己所能主动去为抗疫做些什么。西安班有很多执业医，不仅仅在西安，也包括在陕西省各个市县，大家都在各自岗位上恪尽职守，投入到这样一场战役中去。非执业医的多位同仁，也积极参与到疫情防控的一线，他们主动去做志愿者，帮助疏导秩序，帮忙运送物资，帮助做好后勤……

西安班还有来自周边省市的其他同学，大家在班级里发起了"西安云祈福"活动，通过各种方式来为西安祈福。朴实的语言、动情的歌声、苍劲的书法、婉转的舞蹈、精致的手工都是大家对西安的加油与祝福……大家都在用自己的点滴行动为疫情下的西安贡献力量。这就是士子的担当，是三和人的担当。西安于我们不仅仅是一个地方，更是西安班全体同学一个感情的寄托处，我们期待成为荷担中国文化家业的士子。

2022 年 1 月 24 日，在传统春节来临之前，西安宣布解封。

3 月初，西安班在线上开展"阳春三月音乐节"的活动，借着春天阳气渐长的天时，同学们用音乐直抒胸臆，以应春气升发。

回顾我们四届同有班的学习生活，遇上全国各地疫情起起伏伏，四届学子的三和之旅注定是特殊的。虽然疫情之下西安班同学主要以线上交流为主，班内整体有时也比较安静，但这并不妨碍我们向着光明一起前行。与志同道合之人共同进步，我们终会等到相聚的那一天，看见彼此灿烂的笑容，为同一个使命继续前行。

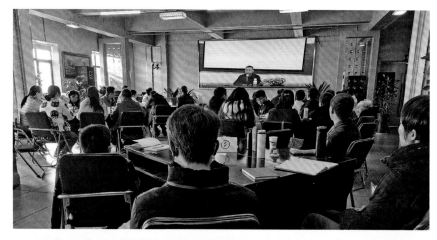

2021 年 12 月 12 日第五次大课线下

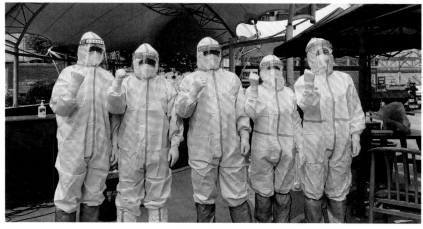

2021 年 12 月 西安疫情师生抗疫

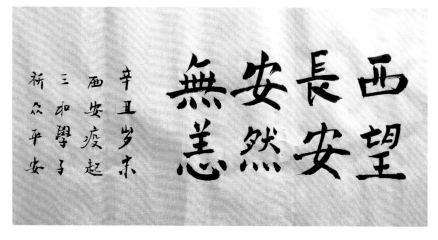

西安班线上活动 "西安云祈福"

四届郑州班

于平凡处守功夫，在危难时显担当
——郑州班学子风采

三和书院的四届同有班首次在中原首府郑州组织了现场班，从我们这一届，中原大地的三和学子终于结束了需每月远赴北京、西安、上海参与现场班学习的历史。只是受疫情因素影响，这届郑州班能线下见面的机会并不多，真可谓"聚少离多"，但我们彼此奔赴的心气儿并不弱。

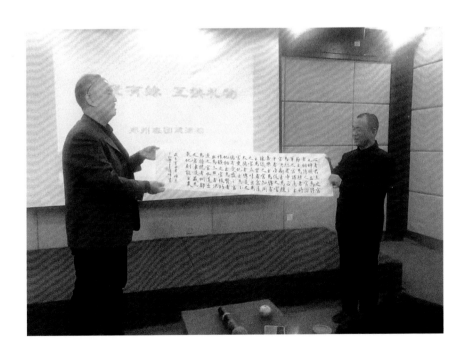

同学们的大部分交流都是在线上进行的。浏览同学的功课作业，恪守功夫、践行孝悌、过好日子，在功课打卡平台交流，成了线上课后，中原学子日常的主旋律。这里有习书优美的"书法大咖"；有记实习日记的小文青；还有导引入微的，热爱生活的活力达人等诸多宝藏同仁。当然也还有那些默默行持，不善言辞文令的固执之心共同汇聚参与，让这片打卡地成为独属我们心灵的乐园。

　　如果苦难是生活给我们的底色，那中原学子求学固执的赤子之心便在这之上汇出了属于三和士子的壮美绘卷。

　　2021年7月，"郑州三天下了一年的雨"，骇人听闻的降雨量带来的次生灾害——交通瘫痪、通信中断、城乡严重内涝，洪水险情不断、威胁百姓生命……河南的洪灾牵动着每一个国人的心。三和书院的师生们纷纷倾力相助，驰援灾区；河南当地学子更是在辅导员和班主任带领下奔走在抗疫一线，带动更多志愿者和爱心人士也投入这场抗洪和战疫的斗争中，在中原大地共同谱写了一曲人间大爱之歌。

　　在四届同有班的第四次大课，我们组织了第一次正式的现场班会，大家共同回望了这段难忘的经历。来自洪灾严重地区的新乡同学代表家乡父老，向辅导员赠送了自己亲手书写的书法，表达感谢和对书院的敬意。辅导员深有感触地说，三和书院的使命是"为生民立性命，为往圣继绝学"，作为三和学子，肩上承担着使命与担当，要时刻谨记：我们能

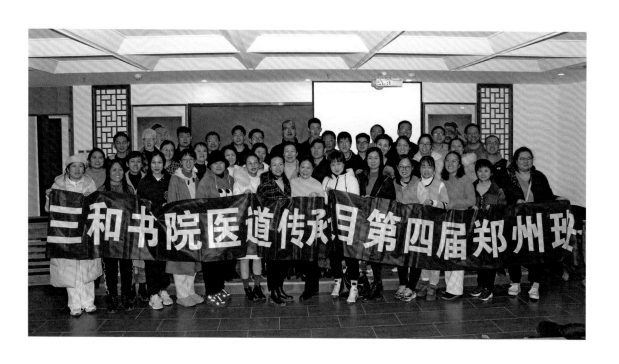

为书院做些什么，我们能为社会、为群众做些什么！铿锵的话语、殷殷的告诫，让大家陷入沉思。

遭受洪涝灾害之后的人们还惊魂未定，疫情又开始反弹，郑州再次成为大家关注的焦点。但有了之前的抗疫经验，这次大家并不慌乱，在政府的组织下，有序隔离、封管、定期检测核酸等，等待风雨早日平息。

在断断续续的疫情反复中，郑州班还有诸多一线的医务人员一直战斗在前线，义无反顾地化身大白守护家园。

前贤有言："士不可以不弘毅，任重而道远。"刘力红老师早在2015年三和书院初创之际，就曾指出"医道传承项目的开启，与其言是为现代中医教育补漏，毋宁说是士子的荟萃与交心"。在灾难面前，三和书院河南的诸位学子，以他们的勇敢担当，专业水准，卓有成效，彰显了中医士子的精气神。

在 2021 年 12 月，郑州班在班级群内首次举行了"每月讲会"，并一直延续下来，目前已经举办了四期，同学们积极参与，依依不舍，有同学提出："毕业群不散，讲会继续办！"每月讲会已经成为学子们相互学习，深入交流，展示自己的绝佳平台。这里有"以茶养心"的惬意，有临证中医师的点滴感悟，还有学子们的中医缘、人生路；有浩瀚的文字史，讲究的砚台学问，还有浓浓的乡土情怀。有同学在分享了喜庆的春联书写后，甚至用了一个月的时间，每天都在写春联，把写好的邮寄给全体郑州班同学、周围的朋友，以及所有在打卡平台预约的三和学子，引起了不小的轰动。大概写了近 2000 个福字和若干对联。郑州班诸位学子的联系，在这样的交流与碰撞中日渐稳固。

虽然我们真正见面的次数不多，在自己的小世界默默行走着，但若有召，便可聚。心有灵犀而行相默契，这便是同气相求的力量吧！

四届网络 1 班

网络 1 班—书院班级活动及组织的探索

编者按：网络 1 班作为网络大班中人数最多的 1 号小班，在如何聚焦并深化落实同有班阶段的学习主旨，以及如何建设书院氛围的网络学习集体等方面做出了以班级为单位的积极探索，以期为后续书院的班级建设工作带来一些启发。且看来自网络 1 班同学的讲述分享。

网络 1 班在这一年多的共同学习中，除了书院安排的标准学习活动之外，班级另自主开展了三项集体活动：每周讲会、日课健行、同读经典；组织了两个特色小组：健康小组、唱《诗》小组。现代表班级，做大概介绍和说明。

1. 三项集体活动

（1）每周讲会

网络 1 班自 2021 年 5 月 8 日在书院率先发起讲会，至今举办 26 期，累计 76 讲，讲会内容涉及文化经典、医学、健身、史学、物理、音乐欣赏等方面。通过讲会，在一定程度上提升了同学们的学问、表达能力，开阔了视野，增进了班级交流。

对于讲会，可以直接引用我们辅导员在组织开启讲会时的发言来做介绍："讲会，顾名思义，讲学之会，也可以说是以学会友。为什么一定要组织讲会，一定要鼓励大家'讲'呢？'讲'首先是利人，因阐发自己观点，而启迪同学；'讲'更重要的是利益我们自己，因为讲是亦是梳理自己、启发自己的过程。言为心声，讲，一定是要过心的。心主神明，乃君主之官，过心就是一个验证、修正、启发自己学问的过程。因此，讲学，是利人与利己的统一。

《易》兑卦曰：'君子以朋友讲习。'因而，我们效仿宋明书院，于每周末在班级内开展'每周讲会'，以期'以学会友，以友辅仁'。"

讲会设计，分三个阶段：

第一阶段，为自由讲会，主要以相对较短的学习分享与个人体会，加强同学间的相互了解。

第二阶段，为主题讲会，以探讨既定的主题来加深对书院教育内容的深入理解与把握，具体讲题为：讲《大学》《论语》中一句或一章，或《黄帝内经》《伤寒论》中一句或一段，或"横渠四句"。

第三阶段，为专业讲会，为了拓展大家的知识面与视野，让大家能有更多方面的收获而设。每周只设 1 位会讲人，讲述所处的领域或所学的专业，以保证讲述的深度，实现同学间更开阔、深入的交流。

（2）同读经典

经典的重要性不必多讲，书院的"荐读书目"有近 30 本，要在一年的时间内完成诵读是很难的。辅导员依据读书次第，编排了书目的诵读次序，供大家参考。后在实践中发现，大家在经典诵读中能做出的投入有很大不同，为了保证基本书目的诵读，为了能像刘老师期望的那样"让大家涵泳中国文化的精神，从更根本的层面参究中医，以培养担当的人格、士子的精神"，网络 1 班组织了共同深入阅读基本书目的"同读经典"活动，集体依次研读：《大学》（一周），《论语》（十周），《中庸》（一周），《内经》（二十六周）。

同读活动由班长主持，每周日在班群里面发布下周的读书进度计划；读书周同学有任何困惑或感悟，可随时发到群里面来进行探讨；周六时在群里发起读书群接龙，同学们填写本周读书过程中的心得。

（3）日课健行

书院的三大日课，诵读、习书、导引都是偏向静的功夫。有同学提出，书院日课安排有些"重文轻武"，并在班里提出了大家每日以行走这种最简单、最原始的方式锻炼的建议。

后经班会讨论，网络 1 班发起了每日进行身体锻炼的活动，活动命名为"健行"，取义于"天行健，君子以自强不息"。由学习委员负责号召、督导，于是，书院打卡平台上，网络 1 班许多同学的每日功课打卡由三项变四项，多出一项"健行"。"每日健行"形式由同学自定，包括步行、传统健身功、武术、器械锻炼、歌唱等。

以上三项集体活动在班级的实际参与度比较高，纪律委员除了完成纪律工作外，也对班级同学参加班级活动的状况进行详细记录，在学子表现的量化呈现上进行了尝试。

2. 两个特色小组

（1）健康小组

很多同学都是带着各自的问题和挑战，来到书院寻求答案和方向的。无论是出于对中医的热爱，还是为了寻求中医的帮助，也无论是我们是为了利己，还是为了助人，都需要一个前提，那就是我们自己要更健康一些。完全健康的人是不存在的，所以几乎所有的人都有对医疗健康的需要。网络1班希望能够借助书院的平台、班级现有的医疗资源，能帮助一些患病的同学；同时也鼓励身体相对健康的同学，一起努力提高健康水平，以不负我们在中医传承书院里的学习时光。

出于这样的考虑，2021年7月3日，由辅导员组织成立了"网络1班健康医疗支持小组"，并确定了小组职能与医疗支持流程。小组履行三项职能：一是有需要时，运用"专人对接问诊，集体讨论会诊"的方式，在安全、可操作的范围内，为班级学员提供健康医疗咨询与支援；二是无需要时，小组内分享讨论实际病例，互相学习，增进临床水平；三是择机在班级内部开展相关健康培训或分享。

小组成员由班级十余位执业中、西医组成，小组运作由生活委员负责，后期先后由辛凤、朱玉峰等同学轮值负责，王清碧同学担任顾问。网1班的健康医疗支持小组，是书院第一个班级医疗小组，是对班级职能和活动开展、同学互助，以及医案讨论学习的一次有益探索和经验积累。

（2）唱《诗》小组

网络1班唱《诗》小组的成立，首先是源于刘老师大课的启发，因刘老师连续两年讲述了理性文明与感性文明的重要性，特别是感性文明；再者是受启发于班级同学李文做的一次唱《诗》的分享。因此，网

1班决定组织"唱《诗》小组"，以研习《诗经》，培养感性文明，来回应老师的教诲。

唱《诗》小组于立秋日成立，每周组织活动。小组成员组织读唱、解析了《诗经·国风》的前两部分《周南》和《召南》，共二十余首。小组活动进行了半年，有正反两面的总结：一方面，通过活动增进了小组成员的交流，使大家对《诗经》有了一定感性认识，增强了对传统文化的感受；另一方面，这类活动若缺少必要的引导，也容易出现偏差，用辅导员的话来讲就是："诗，是用来唱的，所以它本身包含乐；诗字，左言右寺，义是语言的法度，所以它本身也包含礼。诗，是礼与乐的统一。因此，学诗的本质是一项参习经典的修身活动，而不仅仅是一项表达情绪的文艺活动，此处易有所失。班级活动还应立在治学修身的本位上。"

以上便是我们在刘老师的教诲与书院的引导下，对班级活动所进行的探索与总结。

第六章

班辅札记　一路同行

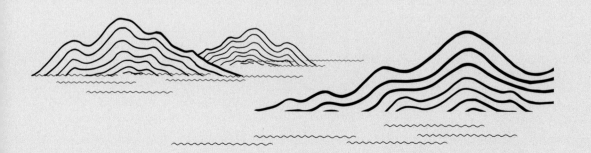

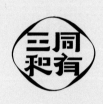

编者按：班主任和辅导员、学习顾问作为一线陪伴班级的志愿者团队，任重而道远，带班过程亦体悟良多。特向班主任、辅学约稿辑录于此，与往来者共享。

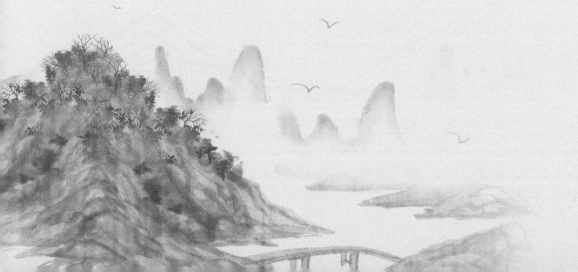

班主任小语

《素问·上古天真论》学习三部曲

陈喜健（四届南宁班班主任）

引言：得到医经的传承是一个令人向往的话题，如何获得，获得什么？是一觉梦醒即成，还是历经千辛万苦终未得？我们一起来将一将经典的内在逻辑和章句事实，看看传承究竟是天赐还是自主？

第一，在开始学习《黄帝内经》之前，要先思考几个问题：我们的人文始祖黄帝是什么样的人？他的成长经历如何，他关心什么问题，他在做些什么？如果对于黄帝的以上种种，你感兴趣，再翻开《素问·上古天真论》品一品，品一品他和天师的对话，想想当我们自己遇到老师，我们会有什么样的发问？而由此再看《灵枢·九针十二原》，黄帝起始又问了天师什么问题而成此经典篇章？

第二，确认始祖黄帝所关心的问题是你所关心的，确认你和他是同一类人。例如他关心上古之人能春秋皆度百岁乃去，今时之人不然，年半百而动作皆衰，他关心这种现象的原因是什么。他关心怎么才能不生病，而不是一开始上来就谈怎么把病治好。他关心人体的基本组成及其规律。他崇拜四种人（真人、至人、圣人、贤人），这四种人有什么特点，是怎么生活的？你是不是也能、也想活出这样的状态？怎么才能活出这几种状态？

第三，再体察总结自己的现实情况，自己形体目前的状态如何，自己精神心理的状态如何，自己的家庭关系如何，健康与疾病的经验，等等，如实总结归纳记录。由此基于对一个人的基本研究，再往后看，实际就延伸出后续的《内经》篇章，人体自身的组成，人与自然的关系，人的社会性，人的疾病与治疗方法等，医经的形成除了师徒的体证研究，更有众人的长期实践汇总。而医道传承所说的人的传承，不仅是传道授业对人道德品质的要求，不仅是今之学人能否与往圣先贤的同频同气，更是我们应与前人一样，同在探索作为生命的人及其相关的种种，学问的积累和实践延绵不绝。

同样，医道传承，不是我们指望着老师，而是老师期盼着我们能成为一个对生命有自主研究精神的学习实践者。

三和书院，开启智慧中医人生

秦绍林（四届北京班班主任）

1. 我的中医学习经历

我 1990 年西医本科毕业，因个人爱好自学中医，2005 年看到《思考中医》，追随刘力红教授，参加学习了多期《扶阳论坛》，了解到钦安卢氏医学。近年通过学习《黄帝内针》，初步尝到中医用针的甜头。我非常幸运地走上了中医学习之路，对刘老师心怀崇敬和感恩。现在临床，每天都收获患者好转或痊愈的惊喜，感到中医人的幸福幸运。我认为，此生遇到中医、信奉中医、从事中医、得遇明师也是一种幸运，很大的幸运。

2. 三和，大家在共同成长

几年来看到同学们在成长，坚定了"信"，对如何证得中医个中三昧有了新的深入思考，对生命、患者、医者有了更深的理解，面庞流露出更多的真诚、心安和自信。

虽然已经年过五十，我非常享受每次大课之前的经典诵读，读《伤寒论原序》，读《大医精诚》，朗朗书声，莘莘学子，感觉是在古圣先贤的世界里浸润、汲取营养，大有青春还在、岁月静好、日日自新的美好。感到生命的馈赠、人生的满足，感恩、感慨、谦卑、庄严，油然而生。

3. 攀登中医珠穆朗玛峰

六六老师的分享，一名医生攀登珠峰的故事，让大家受益良多。我们大家是不是想在刘老师的引领下攀登"中医的珠穆朗玛峰"？无限风光在险峰，"险"！首先你有没有准备好呢？身体素质、防护物资、导师向导……

准备工作，关乎胜败，关乎生死存亡，丝毫马虎不得。至于准备好了以后，登上光明的顶峰，反倒是不太难的事儿。

所以，医道传承，我们当下的准备工作，可能很久：半年、一年、十年，要认识到这本身就是在攀登高峰。攀登珠峰一事，可以分解为身体珠峰、信念珠峰、防护珠峰、天气灾害、雪崩识别、向导珠峰，等等。

正如《庄子·逍遥游》曰："适莽苍者，三餐而反，腹犹果然；适百里者，宿舂粮；适千里者，三月聚粮。"又如《道德经》言："天下难事，必作于易；天下大事，必作于细。是以圣人终不为大，故能成其大。"刘老师首先打造我们成器，足够强大，能够受承中医之道，能够荷担中医家业。

4. 明师难遇

诵读经典是我们学习中医的最重要手段，但是因为书不尽言、言不尽意，读书就特别容易误会古圣先贤。比如，对于从来没有喝过酒的人，我们很难通过语言文字让他明了饮酒是一种什么样的感受：如果告诉他饮酒是又香又甜，他可能联想到蜜蜂的蜂蜜；如果告诉他饮酒又辣又涩，他又可能联想到辣椒的辣椒酱。鲁迅先生曾言："读经典就像照镜子，仁者见其仁，智者见其智，愚者见其愚，淫者见其淫。"

这时候就是明师的重要：领会错了，失之毫厘，谬以千里，当头棒喝，重新来过。

5. 如何发愿

《大医精诚》曰："凡大医治病，必当安神定志，无欲无求，先发大慈恻隐之心，誓愿普救含灵之苦。"

发心之重要，同气多重要呢？"感应道交"。

如何发愿，才能有求必应？与什么样的目标求同气？

《道德经》曰："同于道者，道亦乐得之；同于德者，德亦乐得之；同于失者，失亦乐得之。""故贵以身为天下，若可寄天下。爱以身为天下，若可托天下。"

仲尼曰："汝弗知乎？夫至信之人，可以感物也，动天地，感鬼神……"

一个"信"，就不是靠几句话就能达到。临证遇到难题，有没有信念？敢不敢担当？如果初战不利怎么办？会不会偃旗息鼓推给西医？能不能与中医同气（妙手回春），与国学同气（左右逢源），与上天有好生之德同气（替天行道）？

"愿力"，愿有多大，力就有多大。

其实刘老师一直在教我们如何发愿：中道、尚礼、无为而无不为、吾道一以贯之……刘力红老师更多是在讲如何做人、做学问，就是规范大家不误入歧途、不上错路，尽管有快有慢，都能够是医道上的行者，终会到达彼岸，证得医道正果。

总之，有了三和书院，有正确的信解行证，剩下的就看个人的精进和造化了。

最后，以这句话作为结尾和祝福："星星之火，可以燎原。"

三和书院——培养中医士子的摇篮

邹慧（四届广深班班主任）

已是深夜，静下心来，思绪万千，三和书院第四届同有班还有两个月就要毕业了，第五届招生也正在如火如荼地进行中。转眼间，三和书院已经走过了七个年头，思绪把我带到更早的十七年前。一本《思考中医》让我家先生如获至宝，2006年他决心要从湖南举家搬迁至南宁，去南宁创业，只为追随刘老师。我先生来到南宁后，几经波折，才有了与刘老师见面的机会。而我则不以为然，因为我是做律师的，职业的特性造就了我理性与强势的性格，对待任何事情都必须要有一个对错和输赢。所以，我讥讽嘲笑我先生的这种追星行为，并质问他："一本书值得你这样去追吗？"他只是笑笑，告诉我："这是一本天下难得的好书！"

后来，我家先生与刘老师渐渐认识并熟悉，但我依然选择冷眼旁观。直至2008年，自己的第二次婚姻再次亮起红灯，不得不令我去思考人生，"人活着的意义和方向到底在哪里？"因此，我开始走近刘老师，跟随刘老师学习中国文化与中医。

在我跟随刘老师学习的过程中，刘老师的一言一行点亮了我的心灯。刘老师心中的大爱，为传播中国文化和中医无私奉献的精神，也深深地感染了我，让我彻底转行，全身心地投入到传播中医的事业中。而我个人，也因跟随刘老师学习中国文化而受益，不仅拥有了幸福的家庭和理想的事业，更是知道了生命的价值与意义，完全开启了另外一个崭新的人生。

在跟随刘老师学习的十几年中，我看到刘老师一路走来，非常的艰辛与不易。正是因为刘老师心中有使命、有梦想，高举着"同有三和"这面中医的旗帜，感召了一批又一批为三和书院和基金会倾情付出的人，才有了三和书院历经七年而初具规模的局面。

三和书院第四届同有班马上就要毕业了，我作为广深班的班主任，又要送走一届毕业生了，心中有些不舍，但又为大家高兴。我相信，大家通过一年多在三和书院的学习，对自己的生命有了一个全面的认知，通过内（性、心、身）和外（天、地、人）"三和"的调适与养护，打开了一个崭新的世界，也知道了人生的意义和方向，让自己真正具备了士子的担当精神。

什么是真正的士子担当精神？刘老师用《大学》里面的一句话告诉我们，就是"正心、修身、齐家、治国、平天下"。我相信大家通过在三和书院里一年多的学习，已经知道了人生的方向，那如何修身、齐家呢？如何把这句话融入我们的心里，融入我们的实际生活中去，而不单单只是一句口号。毕竟毕业以后，我们人生的路还很漫长，那在我们的漫漫长路上，我们要把这句话落实到自己的生活和工作中去。真正做到自己修身了，然后才能齐家，把日子过好。具备了过好日子的能力，再然后就是治国平天下了。所谓的"治国平天下"，就是在我们够得着的地方去努力，我们的"国"和"天下"也就是我们可以影响到的身边人。

相信大家心里已经种下了一颗士子精神的种子，在今后的工作生活中，一定能发芽开花结果，帮助到更多的人。让我们一起努力，在弘扬中国文化和中医的路上一路前行！也希望大家谨记三和书院的教诲，择善而固执之！

择善而固执之——三和书院西安现场班的愿与行

田育彰（四届西安班班主任）

2019 年 5 月 3 日，三和书院医道传承三届同有班西安现场班开班，2021 年 5 月 29 日，三和书院医道传承四届同有班西安现场班开班。念念不忘，必有回响，西安现场班让多少心向三和的中医学人圆了心愿。从 2018 年 3 月 3 日开始，一路走来，让我们看到了起心动念，会带来多么大的能量汇聚；坚韧的践行，最终让一个简单纯朴的念头一步步变成了利益更多人的梦想成真。

2018 年 3 月 3 日，由三和书院医道传承项目首届同学组织的陕西地区首次活动圆满举行，来自各方面的同仁包括中西医医生、中医爱好者等约 80 多人参加了活动，大家深感受益匪浅。这次活动后，更多的同仁成为医道传承的志愿者，核心志愿者团队初步形成，开始筹备三和书院陕西预备班。西北地区的书院同学在一、二届，每个月一次的大课需要到有现场的城市（北京、上海、广州、南宁）去上现场课。非常希望能够在大家的共同努力下，在第三届能够增开西安现场班，这样我们陕西、西北的同仁们就可以在西安近距离聆听到刘力红老师的讲授，不但自己身心真实受用，还能通过我们的提升和实践让更多的父老受益，进一步能使中国文化和中医之美透过我们让更多的同仁去彰显和散发，利济民生。

2018 年 10 月 15 日，三和书院医道传承第三届陕西预备班筹备组织的第四次活动在关中书院大礼堂举行。刘力红老师走进大礼堂时，来自陕西、河南、四川、重庆、广州、甘肃、山西、内蒙古、宁夏、山东、广西、青海、新疆各省、自治区和直辖市的近六百名同仁热烈而持久的掌声表达着与刘老师相聚一堂聆听讲学这场殊胜因缘的激动。

这个期盼来得比预想的早，让人感动因缘果的真实不虚。因，是希望能够筹办三和书院第三届在西安的现场班，以让陕西和周边地区心向道统中医的同仁可以比较方便得到刘老师和三和诸师的教诲，共同学习精研医术，并磨砺士子精神，为荷担中医家业做出自己的贡献。缘，这个发心得到了三和书院诸位老师的首肯和支持，并得到广大同仁持续的热烈响应，由志愿者组成的筹备组也非常感恩，相信我们大家一定能够在三和书院医道传承的道统中医之路上坚定前行，让三和的使命"为生民立命，为往圣继绝学"也在这里落地生根。

刘力红老师用了两个多小时，对《为什么要学习中医》这个主题进行了深入的阐释，从圣人对医的本怀、生命的主宰应该把健康的责任收归自己、只有学习才能做到对自己的健康负责、中医的五术为什么可以通过自己的学习走进家庭、家家自学人人自晓对于个人家庭国家甚至天下的意义等几个方面做了阐释。曾经对于很多人艰深复杂的中医在刘老师严谨专业而又举重若轻、深入浅出的讲学中变得主题通透又通俗易懂，让中西医专业人员和中医爱好者都有了很大的触动和收获。刘力红老师 15 日在西安关中书院进行了《为什么要学习中医》的精彩讲座后，10 月 16 日来到咸阳，进行第二场公益讲座：《中医——尚礼的医学》。

位于咸阳的陕西中医药大学第二附属医院的七楼大会议室被来自全国各地的同仁们挤得满满当当，已经坐不下了，会议桌的过道加了凳子，还是有很多人靠墙站着。

此后报考三和书院三届同有班的学子们经过"三笔一面"的层层通关，于 2019 年 5 月 3 日西安现场班正式开班了。有了这个良好的开端，四届的承继，五届甚至以后更多届的延续相信更是薪火相传生生不息。

转眼四届即将毕业，"为生民立性命，为往圣继绝学"的使命已然在以陕西为核心的西北地区落地生根。西安地区现场班从有愿，到筹备，到实现常规运转，我们一届届学子从对三和书院的向往，到进得门来相伴前行共举传承，每个人都在担当中成长。任虽重，但心不怯，因为我们是一群择善而固执之的同行人。

班辅札记

与可爱的大家一起成长

刘璐（四届北京班辅导员）

2019 年三届自己毕业的感动还在心间，转眼就要筹办四届同有班的毕业典礼了。承蒙各位老师的厚爱，邀我一起参与四届同有班的支持工作，做北京 2 班的辅导员，回想彼时内心，喜悦又惶恐。

虽说书院是大家的书院，同学们"高度自治"，但拿到 120 人的名单时，还是感觉压力山大。如何能让同学们更透彻地理解同有阶段到底在"学"什么；如何能把握好分寸，让同学们能自己主动向前走，但又能感受到有强大的后盾；如何能在疫情期间难以相见的情况下，彼此温暖，携手向前……

不过当我真的开始与大家交流的时候，感受到的是满满的感动与快乐。首先，班里的其他几位辅学和班主任老师，都是熟悉的师兄师姐和老师，每一位都非常负责与用心，沟通起来特别顺畅，聊天的字里行间，充满爱与力量。而班里的同学们也真的是同气之人，老师们慧眼，同学们真心，让一群士子，在这里相聚，对书院课程的珍惜，对班级事务的热心，对功课作业的认真，让我每每自省与汗颜，深知自己差的还很远很远。随着交流的深入，更是被书院整个辅学团队里的师兄师姐们的用心所打动。班里的同学也是卧虎藏龙，有同学在学术上踏实精进，有同学茶道、花道、音律修为都非同凡响，有的同学扎根基层、无我利他，令人敬佩……他们每一位都是我的老师，都激励我前行。

随着疫情的稳定，经历过许多次的引桥与辅导课后，2021年9月，我们终于迎来了第一次的全体线下课，也是迄今为止，线下人员最全的一次。虽然大多数同学都是第一次见面，感觉却是那么亲切，那么温暖，那么开心。我们敞开心扉，聊着自己的过往，谈着未来的梦想。大家争先恐后积极自荐与推荐，并确定了班委团队，正是有这么多靠谱又热心的同学们，一下就彻底支撑起了班级的运转，我突然就感觉我可以彻底放手了，从此开始轻松地享受与大家在一起的快乐，哈哈。

之后，天气转凉，疫情扩散，组织全员线下课越来越难。但线下相聚所能获得的滋养与启发，是线上相聚无法比拟的，所以班委辅学们左思右想，决定组织相近地区的同学建立小组，比如天津、山东、东北、西北等，既能满足疫情期间无法跨省移动的要求，又能灵活机动，在当地情况允许的情况下，小范围聚会活动。班里组织大家从不同的角度，开展"感"的交流，从音乐到诗词，从朗诵到摄影，同学们打开感官、放飞想象，带上家人，一起参与了进来，激发了一波又一波的视听盛宴与心灵碰撞，每每想起，回味无穷。

回顾这一年多来，许多感恩，感恩各位老师与师兄师姐的信任，感恩与大家相遇，感恩能有机会把我在书院获得的成长与关爱继续传递到有需要的同学的手中，让大家都能体会到人生豁然开朗与安心笃定的快乐。

但除了感恩，也有许多思考，思考如何能让大家更好地进入状态。作为辅导员，我后面可能会多关注以下几点：

（1）沟通方式与学员手册的加强告知与宣贯。很遗憾，这届有小部分同学被除名了，其中部分同学的如下两种情况本可以避免：第一，对企业微信的应用不适应，不及时关注班级信息，漏掉上课信息及各种重要通知。第二，对学员手册的细则不了解，没有重视纪律要求常常晚签到忘签到，导致迟到与旷课的扣分。如果前期能多强调与解读，应该就能减少很多扣分除名的情况。

（2）关注同学的打卡与作业情况。许多同学刚来到书院，可能对书院的学习方向与学习方式理解的不是很清晰，除了日常的私信问答外，打卡与作业里，也会反映出许多大家的困惑与思考，非常值得一读。前期可能会都看一下，后面就可以有重点的看，有需要提醒的，就可以留言或者私信，让大家的前行可以更加温暖与坚定。

（3）一个平和有爱的班委团队非常重要。日常可以观察同学们参与班级活动的情况，但一定要到见一面之后，才能更清晰地感受到同学们的真实状态。平和与负责，愿意为他人付出的心，可能要比能力更重要。一个和谐的班委团队，会带领整个班级团结又愉快地向前走，所以在确定班委的环节，就需要班主任和辅学好好把关。

（4）如果疫情是常态，我们还有什么能做的。前三届同有班的同学是幸运的，大家可以经常面对面地交流，没有阻碍地沟通。但四届在疫情下，见面的机会就少了很多，目前看，五届也可能面临同样的状况。但相互之间的沟通分享对大家的帮助，我感觉，能起到听各位老师讲课之外不同的效果。那能做些什么？我们摸索出的经验，就是上文所述，组织各地"分舵"，疫情可控的省份，可以独立组织线下相聚，以及线上开展全员参与的活动，比如感知训练。其他的方法，更有待进一步探索。

总而言之，很幸运，遇见三和书院，刘老师的真诚、各位老师的引领、同学之间的触动，让我的人生从此步上了一个新的轨道，安心又自在，笃定也精进。我多么盼望我能把我在书院收获的成长，分享给更多人，让大家都能拥有这份快乐。所以，很感恩能有这个机会接触到这么多可爱的灵魂，相互激励，一起成长。感恩每一位老师与同学的真心，让这爱与智慧的火种，不断传承。让我们一起努力。爱你们！

勇担使命，共同成长

孟晓梅（四届上海班辅导员）

每次重读书院的《创立缘起》和刘力红老师《致诸同仁的一封公开信》时，都有不同的感受，深感我们有幸参与辅导员工作责任的厚重，珍惜的同时，也很惶恐，担心不能把这份职责做好。

和同学们相处的过程中，感受到同学们学习的热忱和期望，以及对目前中医发展的困惑，感受到他们传承中医及中国文化的拳拳之心。这也不断激励我们思考和探索，如何和书院一起成长，和同学们在一起担当这份使命。

这一年从同学们身上感受和学习到了很多，同学们在不同的领域汇聚在一起，全体同学积极参与班级共建，志愿者、班委和全体同学把班级的活动组织得有声有色，大家用心在呵护我们的集体。

辅导员的工作是参与、共建，以实现有效的教、学互动与学习辅导，完成书院在同有班的人才培育和发掘的支持作用。"培育"是顺利完成这一阶段的授课、各项作业和三项功课，以及思想互动和士子精神的培养。"发掘"其实需要通过同学们的学习情况反映出的特点来进行综合评估。工作的意义是凝聚更多的"医道传承"同行者，一届一届地继往开来。

书院有很多班级，辅导员其实是在第一线与同学陪伴、交流、互动最多的角色。通过多渠道及时了解同学们学习状态和所思所想，需要时间和耐心投入。回顾这一年多的经历，只能说在摸索中和同学们一起完成了学业，也深感过程中还有许多需要改进的地方。

四届同有班辅学的具体工作简单叙述为三个阶段：第一个阶段是开学前及开学初几次大课沟通、组织运营、思想建设及组织选拔班委；班委产生后，从而进入第二阶段，以班委为核心的组织实施阶段，辅导员支持班委工作，班委遇到问题沟通和解决；第三阶段是同学们毕业后持续和书院互动，以及未来发展规划。

接下来就主要几个阶段的工作和思考总结如下。

1. 班级组织建设初期

这一阶段是开学前及开学初几次大课沟通、组织运营，特点是书院管理制度已经确立，辅学组织志愿者协助完成学习活动。个人理解这一阶段在实现书院整体培养目标的同时，基础目标使得同学们进一步了解书院、熟悉接下来要学习的内容、学习方法、遵循学习纪律，建立良好的学习习惯，核心是如何使得学习尽快进入正轨。

思考这一阶段，我们有了很完整的学习内容和很明确的规范，在企业微信公告，在班群里反复说明，同学们仍然需要较长时间了解。回想起来原因可能有几方面，一部分同学并不是很熟悉软件工具的应用，加上一开始信息比较多，还有部分同学没有认真阅读公告和文档的习惯，忽略了阅读最基本的内容。对开学初几点建议。

（1）学习工具培训的前移。学习工具纳入全员培训，信息工具的使用，包括企业微信、企业微信的公告栏、群公告、企业微信会议、作业打卡平台、石墨文档等基本工具的使用。如果有视频学习资料，反复让同学们熟悉。

以考勤纪律为例，书院讲解后，全员专题学习，开学初期交流和认识非常重要。当然重要的事项根据情况，之后还需要重点强调。

（2）学习习惯的养成。学习习惯类，老师讲过三项功课，以及第一次大课后，重点跟进各项学习习惯，这部分学习顾问做了很多的工作，尤其是在开学之初，是培养学习习惯很重要的时间段。

（3）自组织、全员自我管理和志愿者联合管理的理解和共同信念的建立。同学们来自不同地方，带着不同的人生阅历，对于书院运营模式的了解和认同是专注于学业的基础。互相了解，共同文化理念的形成是这一时期的重点。

2. 学习进入正轨及班委建立和组织运行

班委的产生和建制、新组织框架的运营其实是非常重要的一个环节，对班级的凝聚力和书院核心思想的贯穿具有很重要的意义。这个工作书院在面试时已经开始考虑，班级形成后，班辅的主要工作之一也是辅助支持班委的产生和顺利的运营。班委的选拔和培训，对第二阶段的管理有至关重要的意义。班委产生后，以班委为核心的组织实施班级活动，辅导员支持班委工作，班委遇到问题沟通和解决，班委和辅导员的分工协作就很重要。

今年正值疫情，可以在今年的基础上，结合各地经验，可以就各地班委产生时间和方式上比较，为下一届的班委选择做借鉴。

上海班班委组成以后，全面参与班级的管理，在大班班委基本职责保障全班同学的基础上，按照小组分解管理，小组的组长是非常重要的角色和作用。

无论是班委还是学辅，核心是要深入理解书院的办学理念，成为书院和班级的桥梁，这是班级工作的基础。

3. 同学们毕业再出发

随着毕业季的到来，班委和同学们在一起组织和筹备毕业典礼。同学们舍不得毕业，对未来和三和的链接充满期待，成为三和书院校友会的一员后渴望继续求知、同时也想贡献自己的一份力量，书院也给大家提供了广阔的平台。结合书院的使命，班辅和书院就同学们未来如何和书院建立长期链接做好交流。

同学们收到毕业证书的同时，书院也留下了同学们学习的足迹，在完成整个同有班的学习之后，也是学习的一个总结。如何做好这个综合评估也是非常重要的。

从数字的角度，比如完成打卡次数、请假扣分情况、作业评优情况、参加志愿者时间、分享次数、班级贡献、综合能力和特点评价等。客观数据通过日常积分记录容易做到，柔性的部分需要很多的观察和理解，这个难度更大，需要投入的精力更多。

从更根本的层面，学习过程带给同学们潜移默化的成长，培育担当的人格、士子的精神，这些更加难于去评估。

这对于辅导员和班委也有很高的要求，唯有投入更多的精力了解同学，综合的评估才能做到除数据之外的精微，尤其是对于同学的特点和特长等个性化的了解。

4. 工作的不足

一年来，我们作为辅导员，自身收获颇多，而我们的工作也还有很多不足。书院在开学前辅导员会议时对辅导员职责的表述很清楚，辅导员履行职责过程中的行动和相关的工作方式，我个人一年下来以后，觉得也有许多可以改进的地方。

比如和同学们关键时间节点的沟通可以往前移一些；定期和书院的互动，行动计划和工作总结的记录可以更完整一些；可以做一些对不同背景同学们更细化的管理，比如对在读和应届学生这一群体的特点，对他们学校及学习期间所面对困惑的交流等；比如在纪律考勤方面，预防性管理的思考；以及和班委更深入的交流，都是我们可以加强的地方。

结束语

这一年，最深的感觉是书院的不容易，在疫情期间组织大型的学习活动的不易，尽量每次都有线下和同学们互动的机会。今年由于疫情的影响，引桥课和主干课结合，线上和线下结合，刘老师克服重重困难，每次大课都亲自授课，书院对同学们的尽职尽责也是我最大的感动。

老师讲过："中医的问题千头万绪，但归根到底还是人才的问题，而人才当然就要归结到教育上。"在中医教育的路上，我们紧跟书院的步伐，一起去参与，去探讨，也深感道路的艰辛。我们在同学们当中，感受到他们所蕴含的传承力量，从他们的身上看到使命和担当，同学们的成长是书院最大的愿望！我们一届一届学子齐心协力，一起践行着我们内心深处的大医精诚！

路漫漫其修远

郑晓辉（四届网络班辅导员）

书院里，距离同学们最近的是班级辅学，可以说，辅学是一个"不必言其有功，但须知其任重"的岗位。言其无功，是因书院为老师心血而成，事实而言，书院乃至整个三和，仍多是倚靠与摄受于老师的名望与德行而存续，"主晋祀者，非君而谁？天实置之，而二三子以为己力，不亦诬乎？"；论其任重，是因辅学有"半师半友"之实，自然不可"群居终日，言不及义"，当辅而学之，导而行之，然而，行有分毫之差，果有千里之谬，任重如此，又岂能不"战战兢兢，如履薄冰"呢？

履职四届辅导员，也是一个不断认知、体悟和学习的过程。一年多的时间，有对自己工作的反省，也有对书院得失的感慨，更有对共同未来的期望。今简述几点感触，与诸同仁、同学共同反思。

1. 书院精神之有无

老师在《三和书院的创立缘起》一文中曾提道："我们将秉承书院的精神，与诸有缘，与诸同仁，共同荷担中国文化的家业，共同实现士子的愿行！今天的书院虽不在山林，更没有古色的院墙，但，为人之道，为学之方，将是我们不变的方向！"这可谓是对书院精神的诠释，也代表了老师的初心。去年首届中医书院论坛，老师又再次提到"书院精神"，大概可理解为，是对初心的回望与检视。因为，"书院精神"是书院的魂！

书，可解读为书籍，书院便是读书、藏书、著书之所在；书，还可为五经之总名，代表儒家学问，故有"浮屠所居曰僧院，道流所居曰道院，儒者所居曰书院"之说；书，《说文》解为"著"，而著者，明也，故书院亦可解读为明道或是"明明德"之地。由此可知，书院便是以儒家为根本，读书、为学、明道的地方，若能以此为志，便是有了书院精神，孔子有曰"士志于道"，也即老师所说的"士子精神"。

老师讲："以士子的精神，荷担中医家业。"这种精神表达与使命担当，大概是三和书院区别于中国其他中医教育机构的最大不同！故而，我常常自问，也问诸位同仁与同学们，我们有没有真正理解了老师的发心？有没有真正立得起志向？若我们仅仅把"士子精神"当作一句空话，把每课必读的书院"共同使命"当成一句空话，大概我们读的便不是书院，更不是三和书院，而只是把书院读成了一个培训班罢了。

毕业之际，愿再次与大家一起自问：我们的魂还在吗？

2. 义利之辨之重要

《大学》篇末言"国不以利为利，以义为利也"；《孟子》开篇即言"王何必曰利？"；南宋陆九渊先生应朱子之邀讲学，解一句"君子喻于义，小人喻于利"，成就书院史上的讲学名篇《白鹿洞讲义》。义利之辨之于为学的重要，身处书院之中，感触日深。

名利之下，多数人还是太过高估自己的。我们为何来读书院？为学习中医。那为何学习中医？为自助。诚然这自助无可非议，但若仅以此为目的，则不是一颗利心吗？为助人。为何要助人，这助人的热情之下有无隐藏一颗求名之心呢？以此审问，书院求学、亲近师友、志愿服务、兴办组织等，这之中有无名利缠绕，甚或初衷就是名利呢？诚身自问，能不汗颜者，必寡矣。书院当是道场，而非名利场。义利不辨，长此以往，书院必易成小人之聚，"则何益矣"？故当年九渊先生白鹿洞的讲学，朱子认为"切中学者隐微深痼之病"，先生讲授完毕，朱子乃离席，再三云"熹在此不曾说到这里，负愧何言！"，复请先生书讲义，刻于石，以警后学。

义利之"利"，指名利；而"义"字，当指义理。逐利忘义，只是不明"义"才是最大的"利"，德者必有位、禄、名、寿，此处义利是一，不是二；怎样才能破除名利之心呢？大概，唯有明理，可破名利。有一分明，自有一分破。这一分破之后，佛老自有一分弃，儒者却能有一分立。此处义利是二，不是一，泾渭分明。"君子慎始"，此即发端处，书院教人，不可不警示之。

3. 回归本位之迫切

治学，当是书院学子的本位。《中庸》曰："博学之，审问之，慎思之，明辨之，笃行之。"理路明晰，其中之学、问、思、辨，皆言治学，而后方言"笃行"。虽说"知行合一"，知与行是一个东西，但我们没走到"一"的时候，却需要从"二"下手，须知"知是行之始，行是知之成"。不学则无知，所行恐多是妄为。大概有同仁会讲，可以躬行，以"自诚明"，何必学而后知？须知，此必通天德之圣人大德可为，故"谓之性"；"自明诚"才是常人之法，故"谓之教"。那怎样"明"呢？读书，便是最好的路径。转过来，就是老师常说的："读书，是为了明理。"

诚然，治学之中除了读书，还要有师教，或补益于同学间的共学交流，更进一步，亦必然包含践行，但读书无疑是最重要、最轴心，必须要由自己来做的起始的功夫。两千五百年前，子路"有民人焉，有社稷焉，何必读书，然后为学"的强辩之说，在今日的书院之中，仍大行其道，那么，我们有没有勇气讲一句"是故恶夫佞者"呢？

偶读《诗·卫风·淇奥》亦有所感。"瞻彼淇奥，绿竹猗猗，有匪君子，如切如磋，如琢如磨……""瞻彼淇奥，绿竹青青，有匪君子，充耳琇莹，会弁如星……""瞻彼淇奥，绿竹如箦，有匪君子，如金如锡，如圭如璧……"其言绿竹：猗猗，竹之柔弱；青青，竹之苗壮；如箦，竹之茂盛。其言君子：切磋琢磨，治学修身；充耳会弁，冠冕临政；金锡圭璧，德之精纯。《诗》以绿竹长成之序，应君子潜学、出世、成德之象，次第井然。同样，书院教育，欲成就君子，岂能不始之于潜心修学？

上述虽分三点，实为一说。学子治学，则义理明；理明，则义利可辨、精神可立，故书院仍当以治学为本。如自己曾在书院作业中的一段表达："学风，可谓书院的百会穴。学风一起，立刻会领住整个书院，若人之立志有神。也犹如武学之教，百会领得住，下盘方可踏实，唯有学风起，书院方可真正有笃定扎实的行止，此可谓高下相成；兴学风亦可谓君火明，书院之沉疴旧乱，必可执简驭繁，一扫而空！"

再读圣人开篇"学而时习之……"，尾句"……不知言，无以知人也"，整部《论语》，尾字成之于"人"，首字始之于"学"，尽矣。

于陪伴中照见自己

周易（四届北京班学习顾问）

第二次有幸做书院的学习顾问，伴随着四届三和书院的学习接近尾声，借此机会梳理一下自己在书院的工作。实际上在三届的时候也写过类似的文章，当时我的主题是"陪伴"和"归根"，陪伴即陪着同学一起成长，而"归根"指的是生命的归根。前段时间参加三和新员工培训，浩然老师如是定义"使命"——决定如何使用自己这条命。听之后是很有感触的，而归根实际上就是在寻找如何使用生命。

在四届书院的学习中，"陪伴"和"归根"依然是贯穿下来的主题，如果再要谈些什么，我觉得可以说说"照见自己"吧。

在书院的学习中，我实际上是挺喜欢和大家坐在一起吃吃饭、喝点小酒的，听每一个人谈着自己的故事，在这个过程中照见自己。你会发现每一个人的生命轨迹虽然各不相同，但却能够遇到很多类似的问题，这就有点像中医看病，你虽有千万般不适，却逃不离六经的范围。正如这次听高老师的分享，高老师提到自己在年少时候的经历，实际上我的一段经历和高老师的经历是类似的。在高中的班级中也常常被同学开玩笑，虽然大家那个时候并没有太多的恶意，但对我的影响是挺大的——不自信、易敏感、不易敞开等心理上的不稳定性可能就与此有关。而在看到高老师从那段经历中走出来的时候，就会油然而生一种共情及希望；原来高老师也有这样的经历，从这件事上是可以这样成长的呀，而不是让它一直在影响自己。这个过程可能就是照见自己生命卡点的过程，并且由于看到了老师们的榜样，你会对生命充满了向往与美好期待。

和同学们聊天就是这样的，如我们班的某位同学，之前有分享自己创业的经历，通过这些经历你会发现原来老天的安排可以这么巧妙；一位医生同学，有分享自己学习中医的经历，在这个经历中你会看到一个莘莘学子在努力地做一位好大夫的真心；还有许多许多……看着他们，就会思考，我是什么样的状态呢？我究竟要成为什么样子？而且，在一些聊天中，我会打破自己常规的认知（只有这样才行），学习到原来生命也可以换个样子来过（一定非要这样吗？）。这些都是在照见自己素有的认知、惯性、内心，从而再去认识自己，和自己沟通交流。刘老师在书院的授课是将自己的生命河流展开，让大家一起进来趟，实际上书院的每一位同仁都可以把自己的生命河流展开，让师长、同仁们一起来趟。这样在书院的收获，除了十次精彩的大课之外，还可以有很多很多。

真心感谢有这样的机会能在书院学习，尤其是在疫情期间，许多的同学依然在很好地坚守，这一份精神是难能可贵的。在此衷心祝福书院的每一位师长、同仁越来越好。

当用心遇上医道传承

韦炎妃（四届南宁班学习顾问）

回顾三年多的学习顾问之旅，很惭愧，实质上还是一名学生，自觉没有为同学们提供太多实质性帮助，只有陪伴。只不过是因缘际会，有幸以学习顾问的身份跟随书院和同学们一起学习，由浅及深地感受"为人之道，为学之方"的妙用，收获很多。在这三年里不仅收获了身心的成长，也被老师们在医道传承路上的努力和同学们的成长所感动，所以在医道传承的路上还继续保持热爱和前行。在书院里最有感受的是"用心"，师者对学子们的拳拳之心，学子对师者的感恩之心。

在书院的日子里会有惊喜，破茧而出，这也是很多学子的心声。很多学子原本以为在医道传承里面只是学习医道、医术而已，主要是帮助大家更好地解决病人的不适，提高临床水平，未曾想到还能收获很多良好、健康的关系，了解到原来呵护生命状态是全方位的，形与神俱是可以这样操作的……曾经"懂了很多道理，依然过不好这一生"，但随着在书院学习的日子，很多同学潜移默化地与父母的关系融洽了，与伴侣的关系亲密了，与孩子的关系缓和了，与同事的关系友好了，更重要的是与自己和解了，生命状态越来越好，生命得以舒展与绽放。

其中的道理是什么呢？可能每个人都有自己的感触点，足以触动每个人的点还不一样，但不影响我们求同存异。在这三年跟随书院的学习里，反反复复地听到老师们对"反求诸己""己所不欲勿施于人"的现身说法，或从既往的跟师经历中，或是在与爱人的相处中，时刻察觉自己的状态，不让生命状态出现大的偏差，尽可能使生命处在中正平和的状态。刘老师从过往的生活中察觉到情绪是生命的枷锁，情绪是生命中最大的漏，当情绪当家时，人就不能自主，就处在不中正平和的状态，不仅会影响自己的生活，作为一名医者，临证也会受到影响，所以需要让自己处在中正平和的状态。

那我们如何处在平和的状态？书院教授了我们三大法宝：诵读、习字、导引。在这喧闹的现代环境，给自己机会与圣贤对话，留时间与自己相处，渐渐地自己的心会安静下来，思绪也会沉淀下来，精气神就会凝聚起来，生命的状态自然会越来越好，在医道传承路上也会日益精进。这是根本的教授，授人以渔，教导学子们从自身够得着的地方入手，遇事向内求，看似迂曲，但其实是捷径。这不正是老师对学子们的拳拳之心，谆谆教导吗？

作为学习顾问会参与到同学们的日常功课、大课以及各类作业品鉴的环节，每一处都会被同学们所感动。比如在每次大课作业品鉴的时候都会摘抄一些语句，可能是因为自己当下也遇到类似的情况，看似是品鉴，其实也被大家的文字和成长所治愈，很荣幸，在医道传承路上我们是同行者。日常功课方面，很多同学日常功课从刚开始的常规打卡到后来自然而然、有感而发的打卡，其中的受益是同学们所欣喜的；心静了，对某句经典有了感受；或是觉察到自身的状态等；医术提高了，得到了病人的认可。大课方面，每月的大课需要提前筹备，不仅仅需要工作组协调，还需要现场班的同学们一起落实好细节，班委与志愿者们分工合作，互帮互助，在这过程中也会有不同的意见，这些时刻都是对参与者的考验，遇事是否向内求，是否顾大局。

除了大课筹备，在作业中也能感受到每一位同学在医道传承一点一滴的进步，或者慢或是快，都是用心的见证。相信随着时间的推进，我们终将遇见更好的自己，不管是在生活中，还是在医道传承里。

辅学感言 2022

黄谦峰（四届郑州班学习顾问）

转眼间，四届快毕业了，很有幸能在书院成为辅学之一，自己在其中也是受益良多。

我是因为五行针灸的因缘，开始去南宁上课，进入三和书院，读完了二阶段（三和班），见识了各方的明医，更觉自身之浅陋，学海之无涯。感念书院恩情，所以，在书院招募辅学人员时，不揣固陋，毅然报名，承蒙不弃，与众多学子一起成长。

古人云，教学相长。看着一阶段同学们那充满期待的眼神，也是觉得责任重大。好在课都是刘老师和嘉宾讲的，自己只用陪伴同学们就好，偶尔做一下引导。

刘老师虽然对中医之术未做重点讲解，但是，刘老师是在用自己几十年的切身体会，对大家做心性的内观和自我调和，是在讲安身立命啊，这才是生命的根本。本立住了，再去学术，一来内功醇厚，进步快些，二来不容易被一些江湖伎俩所骗。认识一位朋友，在医学院校工作几十年，因为家庭矛盾，得了肝癌，若是他能参加书院学习，把刘老师的教导听到心里，就不会跟妻子有那么大的对立情绪，或者说，有勇气放弃名闻利养，过一种更符合自然养生的生活，这个病还是有希望减轻的。再设想一下，他若是能在十年前听到刘老师的这些教导，也不会生这么重的病。

同理，通过这些教导，我们就知道了自己是健康的第一责任人，就不会再放纵我们的情绪来伤害我们的身体；知道了家是讲情的地方，不是讲理的地方，就会对另一半和孩子生出真正的宽容；知道了疾病的来路和去路，对于我们治疗疾病，会有根本性的帮助。若是同学们能将所学逐渐教给或者影响到家里人和亲戚朋友，这样社会就会多了很多和谐家庭，单位也会减少很多摩擦和争执，减少生病的概率，也就能节省很多的医药费，也是响应了全民健康的倡议。

评作业的过程，也是跟大家学习的机会，大家经过学习、结合自身经历而产生的感悟也每每打动我。一个个鲜活的灵魂，在正知正见的引导下，更加趋向光明，更觉得刘老师和书院是真正为大家着想的，也觉得自己做个微小的辅学是有些许意义的。

在和同学们的相处过程中，看到大家积极主动，跑前跑后，献言献策，欢声笑语，充满了生机和灵动，对于整日在沉闷生活中的自己来说，就像看到了阳光和春风，温暖了我的身心。

感谢三和书院，让自己能一遍遍重温刘老师的教导，同时也陪伴了同学们的成长，能够在芝兰之室长时熏修，见贤而思齐，自省而知过。

第七章

三和聚沙 同有未来

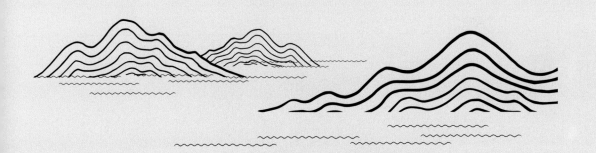

一、四届毕业学子感言

扫描二维码

编者按：经历了在书院一年多的学习，值四届同有班毕业之际，三和学子们有太多话语想与大家分享。本章节收录了同学们有感而发写下的文字，以飨读者。

二、五届招新故事多

2021 年末，同有三和成立十周年之际，三和书院第五届招生正式启动。

五届的招生报名期设置为 100 天，前期并没有特意宣传，前来报名的大都是长期关注书院、对五届期待已久的同仁。"酒香也怕巷子深"，在报名期过半时，为了让更多的人知道书院五届招生的信息，并提前清楚三和书院是什么、为什么、做什么，更精准地招到与书院志同道合的人，书院于春节前正式组建五届招生宣传志愿者团队，成员涵盖一、二、三、四届同学。我们相信，你我的样子，就是三和书院的样子，你我是什么样的心，则能感召来什么样的人。

志愿者们各显身手，虽地点未在一处，甚至未曾谋面过，却能迅速组队配合默契，为了同一个目标：尽可能将书院真实的样子介绍给准五届学弟学妹们。不得不感慨三和书院的凝聚力和三和人的实干精神。过程中更是有不少值得纪念的片段。

严肃风混搭可爱亦精彩

如果说，招生简章是一板一眼的严谨、全面、学究范儿，那么招生宣传志愿者团队策划出品的招生素材包则是对学究范儿的另一种活泼泼地补充。

◎ 一份海报：一动态一静态两版海报，兼顾实体张贴和电子版转发，不喧不噪不繁不杂，将来自三和书院的纯净心意稳稳展现。

◎ 一个短视频：讲述三和书院的过去和现在。

◎ 若干文集推送：经典如《宝藏版·特别篇：三和书院的传承与坚守，你想知道的这里都有》，包含书院大事记、历次大课及毕业精彩回顾、学员风采集锦、师生传承文集精彩选编等。活泼可爱、精彩动人的招生软文《不一样的三和书院，等你来报～抱！》。原创首推如传说中的三和书院小郎中卡通形象发布……

而这一切的背后，是宣传团队这一群可爱的小伙伴。接到任务时已经是招生通道关闭前的最后几周了，时间紧任务重，但是大家都没有因此而慌张或应付了事，都尽可能地把每一个想法落地，每一个环节做到完美，每一句每一图，都要能代表三和标准才"放过自己"。制作宣传材料的过程貌似枯燥，但做出来的初稿个个满怀期待地交给大家"挑刺儿"的过程又充满了欢乐，"火眼金睛"们各有所长，互补便成了一个圆。团队伙伴里有在工作的大伙伴，有校读书的小伙伴，忙完本职工作和学业，加班加点的为招生做出奉献，伙伴之间配合的默契带给全体的不止有惊喜，一路走来也有许多感动。团队中的小伙伴还把素材制作的挑刺"自虐"过程做成了多个H5花絮小短片，每次完成一项素材的制作再回过来看看，真的是有很多的欢乐！

有了丰简自如的素材包，志愿者团队同学们迅速行动起来，已工作的同学自告奋勇货比三家最终联系到印厂直接以最经济的方式印刷海报；熟悉地区院校的同学迅速联络地区院校，将书院的招生信息发送到各大中医药院校的十多个校区；在读医学生的志愿者同学通过个人不断努力，不但把招生信息在校内社团公众号发布，还现身说法举行了现场招生宣讲会，以自己的学习经历给予同龄的在校同学以中肯的信息；在校教师同学更是在课堂之余将书院的招生信息带给正在寻找这扇窗的年轻学子们；还有同学真诚出镜，录短视频朴素展现一位三和学子的模样；同时也有已从书院毕业数年的一届学长，以"自身受益，想让更多人更加受益"的心在地区宣传三和书院，使得当地五届报考人数创历史之最……

加入招生宣传组的志愿者只是三和学子的部分代表，背后还有更多书院的师生、更多三和人以及三和的亲友团，都在默默地、用各自的方式或有意或无意地影响和吸引着医道传承的同行者们。

三和书院的招新与其说是宣传，更像是一场寻觅之旅：进得书院的学子以自己真实的模样作为活样子展现如是，寻觅而来的同仁恰好碰上书院为志同道合者打开的这扇门，欣欣然走进来……

未来可期

此次招新中，我们也遇到了很多可敬可爱的考生，给我们留下了深刻印象。从他们身上我们也在感悟与学习，深刻感受到三和未来大有可期。

有年长的考生因不会操作，打电话联系到了我们的志愿者，从手机操作到登录考试教她一步步完成。她非常感动，说书院很温暖，更加迫切的想来书院学习了。这种爱的温暖其实是我们三和书院大家庭的日常。

考生中除了与往届一样有父子档、夫妻档、同事档等并肩向学的组合，依然有对时间管理胸有成竹而决心考入书院的高中生、初中生。这一切，让我们感动的同时更体会到传承的力量。

还有下面这些来自考生的语句，无不让人感动。

◎　医者的怜悯仁爱更是一道光，一道传承五千年的光，治疗病患并温暖病患，病患治愈后也会把光传播出去，满满的正能量，会让整个社会都充满光明。

◎　唯有点亮自己，才能照亮他人！

◎　医道，一定会传承！（相信"相信"的力量）

◎　医生给患者开的第一张处方应该是关爱。

明天会更好

五届招新故事多，所有的故事都是对五届学子们的最好欢迎！愿更多的人在浩渺的时空里相知相遇，照耀彼此。医道传承，我们在一起。

"三和书院"公众号往期精彩选编

· 《重磅来袭 | 不一样的三和书院，等你来报～抱！》

· 《北京同有三和中医药发展基金会及三和书院创立缘起》

· 《致诸同仁的一封公开信》

· 《宝藏版·特别篇 | 三和书院的传承与坚守，你想知道的这里都有》

【年度总结 / 周年纪念】

· 《2020 年，我们一起走过》

· 《薪火赓续，五年足迹》

· 《同有三和成立十周年纪录片 | 十年风雨路，不曾忘初心》

【三和书院同有班授课老师 / 嘉宾课堂一览】

· 《2019，有哪些牛人来过？》

· 《续集！千呼万唤始出来》

【书院大课精彩内容回顾】

· 《嘿！想学"功夫"吗？这儿有法宝！》

· 《心有千千结，结结寄于哪？》

· 《世界上最美好的事》

· 《春天，不可错过的是什么？》

·《如何才能真正"无敌"？》

·《一起读书，过好日子！》

·《书院大课珍藏内容整理！让我们一起开启"家和万事兴"》

【中医与传承】

·《中医的盛衰在中医，也在我们自身》

·《长篇巨献："中医"——尚礼的医学》

·《刘力红：真正的学问是让人过上好日子！》

·《今日中国》专访（上）｜刘力红理事长：汇天下"士子"，传医道"大统"》

·《今日中国》专访（下）｜刘力红理事长：汇天下"士子"，传医道"大统"》

·《刘力红：当代中医的作为》

·《刘力红｜南中医〈略谈医道的要妙〉讲座整理稿》

·《略谈读诵之意义——中医人应该如何读书？》

·《高圣洁老师专访｜学中医是要一门深入，还是研习数门以傍身？》

·《高圣洁老师专访｜怎样才能接好传承（上）：相信，愿意，践行》

·《高圣洁老师专访｜怎样才能接好传承（下）：从"医不自治"来谈医者心性》

·《教育的真谛：左手掌握渊博的知识，右手依止具格的师长》

青年中医成长

·《携手躬耕南山杏林，勠力培植中医福田｜首届青年中医成长论坛在深圳成果举办》

·《信深行远｜第二届青年中医成长论坛在广西南宁成功举办》

·《踏上中医之路很难吗？｜青年中医赵江滨自述成长之路（一）》

·《如何建立起对中医的真正信心？｜青年中医赵江滨自述成长之路（二）》

·《青年中医成长感受（一）》

·《青年中医临床实践干货篇（二）》

·《青年中医临床实践之妊娠期的养护篇（三）》

·《青年中医成长之路｜黄靖：从经研所小兵到临床带教老师（上）》

·《青年中医成长之路 | 黄靖：从经研所小兵到临床带教老师（下）》

·《青年中医成长之路 | 左乔建：基层工作八年，十万人次，有六个病案记忆犹新（上）》

·《青年中医成长之路 | 左乔建：基层工作八年，十万人次，有六个病案记忆犹新（下）》

·《在三和书院，寻找中医之魂》

【学员大课感悟】

·《我家的婆婆妈妈》

·《心怀感恩，且行且珍惜》

·《用心感受，感而遂通》

扫码阅读
精彩选编

致谢名单（按姓氏拼音排序）

曹海燕　陈绮倩　陈天红　崔素敏　丁芳平　宫庆彬　弓卫华　何春中
纪　建　老　才　李　娜　李树龙　李欣磊　刘君坤　潘明璐　潘茜茜
彭一航　王　蒙　向　艺　尹小健　张依恒　朱晴文　朱未萍　邹　鸽

征稿通知：

欢迎各届学子来稿分享中医学习成长之路与心得，以期与诸同仁共勉！

投稿邮箱：sanheshuyuan@tongyousanhe.com